# A VIDA DEPOIS DOS 60

MARIZA TAVARES

# A VIDA DEPOIS DOS 60

Prepare-se para criar a sua melhor versão

1ª edição

BestSeller

Rio de Janeiro | 2025

CIP-BRASIL. CATALOGAÇÃO NA PUBLICAÇÃO
SINDICATO NACIONAL DOS EDITORES DE LIVROS, RJ

T231v Tavares, Mariza
A vida depois dos 60 : prepare-se para criar a sua melhor versão / Mariza Tavares. - 1. ed. - Rio de Janeiro : Best Seller, 2025.

ISBN 978-65-5712-507-6

1. Idosos - Condições socais. 2. Idosos - Saúde e higiene. I. Título.

CDD: 305.26
25-99071.1 CDU: 305-053.9

Carla Rosa Martins Gonçalves - Bibliotecária - CRB-7/4782

Texto revisado segundo o novo Acordo Ortográfico da Língua Portuguesa.



Impresso no Brasil

ISBN 978-65-5712-507-6

Seja um leitor preferencial Record.
Cadastre-se e receba informações sobre nossos lançamentos e nossas promoções.

Atendimento e venda direta ao leitor:
sac@record.com.br

No meio do inverno, aprendi enfim
que havia em mim um verão invencível.

ALBERT CAMUS
*O verão*

# Sumário

## *Parte três* SEXO



## *Parte quatro* TRABALHO, APOSENTADORIA, CONSUMO



## *Parte cinco* AUTONOMIA, PROPÓSITO, LEGADO

# *Introdução* OS INVENTORES DE UMA NOVA ERA

Escrevo sobre longevidade desde 2016 e já passei dos 60. Longe de me sentir uma especialista no assunto, hoje tenho certeza de que sou uma curiosa aprendiz de velhice. Pequenas novas dificuldades vão se somando à medida que a jornada avança, lições que vou incorporando — e compartilhando — enquanto sigo adiante. Mas há descobertas que nos acalentam e nos fazem apreciar a vida com intensidade ainda maior.

Nos últimos anos, apesar do preconceito que não diminui, o ato de envelhecer se empoderou. Há vozes influentes (e influencers) que se esforçam para dar visibilidade aos mais velhos. E há também as pessoas comuns, que não estão debaixo de holofotes nem colecionam milhares de seguidores em redes sociais, mas que querem viver bem as décadas que têm pela frente, com os recursos de que dispõem.

Pessoas cujo orçamento não comporta procedimentos estéticos e intervenções cirúrgicas. Pessoas que não correm maratonas, nem se apresentam como "vovós fitness", mas que somam experiência e vitalidade, o que resulta numa equação potente. Pessoas que estão se aproximando da sexta década de vida, ou que já embarcaram nela, com uma ou mais doenças crônicas, mas com a firme disposição de não deixar que nenhuma enfermidade sequestre sua existência.

A maioria nem sempre encontra tempo ou energia para o básico, que é cuidar de si: é preciso se desdobrar para pagar as contas e aplacar a angústia que a dobradinha futuro e finanças desencadeia. Um número expressivo cuida de filhos, cônjuges, pais, até de netos, às custas do seu descanso e das suas economias. Como lembrar que exercício, alimentação e sono são seus melhores aliados? O tempo passa e vamos dando as costas para o espelho, nos desacostumando de nós mesmos.

Este livro é para essas pessoas. Para que se conectem consigo mesmas. E com amigos antigos e recentes, com a vizinhança, a cidade, o país, o mundo. Tive a ajuda inestimável de homens e mulheres que depositaram em mim sua confiança para compartilhar suas histórias. Não utilizei seus nomes verdadeiros para que ninguém se sentisse exposto, mas acredito que seus relatos ecoem muitas outras existências. A gente vive, em média, umas 4 mil semanas. Nossa missão: inventar uma velhice que será melhor para todos — inclusive para as próximas gerações.

No inglês, a palavra *age* pode significar tanto idade quanto era, período. Foi por isso que o futurista Bradley Schurman deu o título de *The Super Age: Decoding Our Demographic Destiny*[1] [A Superidade: Decodificando nosso futuro demográfico, em tradução livre] para a obra na qual analisa uma sociedade com características únicas graças à mudança do perfil demográfico. "Estamos diante de duas megatendências: a queda nas taxas de natalidade e a expansão da longevidade. O envelhecimento da população se deu de forma silenciosa nos últimos duzentos anos, mas agora está aí, em toda a sua magnitude. Trata-se de um evento sísmico que vai alterar as relações sociais, políticas, culturais e econômicas nos países mais desenvolvidos do planeta", explica.

Em 2018, o mundo registrou, pela primeira vez, mais gente acima dos 64 do que abaixo dos 5 anos. Outros dados apresentados por Schurman são impactantes. Em 2030, pelo menos 35 das 195 nações terão, no mínimo, um em cada cinco habitantes acima dos 65 anos. Em 2050, um em cada seis habitantes do planeta terá mais de 65 — e, nos Estados Unidos e na Europa, a proporção será de um em cada quatro. Por fim, o grupo que mais cresce, o dos octogenários, vai triplicar: de 143 milhões em 2019 para 426 milhões em 2050.

Um estudo realizado pelo Grupo Globo intitulado *Diversa-idade*,[2] divulgado em 2022, afirma que "uma geração que formulou o conceito de juventude na década de 1960 não chegaria à velhice aceitando a invisibilidade imposta sistematicamente pelo mercado". Segundo a pesquisa, para 55% dos brasileiros, uma pessoa se torna idosa entre 60 e 69 anos. De acordo com as projeções do Instituto Brasileiro de Geografia e Estatística (IBGE), um em cada quatro brasileiros terá mais de 65 anos em 2060.[3] E conclui: "Reajustar conceitos e estereótipos equivocados sobre o envelhecimento é uma das principais necessidades da contemporaneidade."

Somos únicos, porque a espécie humana nunca experimentou antes o bônus da longevidade. Somos diversos, porque a velhice é distinta aos 60, 70, 80, 90 ou 100 anos, e não podemos ser rotulados como um grupo uniforme. No entanto, apesar de desejos, demandas e necessidades distintos, todos temos algo em comum para combater. Chame como quiser: etarismo, idadismo, ageísmo, velhofobia. Somos vítimas do preconceito exatamente porque conseguimos o feito de viver mais numa sociedade que cultua a juventude e cisma em não enxergar seu próprio futuro.

Numa escala global, de acordo com a Organização das Nações Unidas (ONU), um em cada dois seres humanos é etarista.[4] Há muitas formas de idadismo, e a mais insidiosa talvez seja quando ele é internalizado pelas pessoas idosas, que deixam de se dar valor e agem da mesma forma em relação a outros velhos. Literalmente, morrem antes do tempo: estima-se que o preconceito pode roubar 7,5 anos da nossa existência.[5]

O preconceito benevolente infantiliza os idosos, como se eles não tivessem mais a capacidade de tomar decisões sobre a própria vida.

O preconceito cultural é um sentimento pervasivo na sociedade que normaliza imagens e mensagens negativas sobre a velhice: em piadas, séries, filmes, músicas e novelas.

O preconceito social afeta o atendimento médico a essa faixa etária: os estereótipos relacionados a "isso é coisa de velho", ou "isso é normal na velhice", têm como consequência a dor subdiagnosticada, um leque menor de tratamentos e cuidado menos eficaz.

O preconceito contra os mais velhos se funde e se exacerba com outros "ismos": racismo, sexismo, capacitismo (este último é o preconceito contra pessoas com deficiência).

A receita de Schurman é não se deixar intimidar, mas também não relevar — isto é, temos que combater inclusive as microagressões do dia a dia: "Não devemos ter medo do confronto, já fazemos isso quando nos deparamos com o preconceito racial, o sexismo, a homofobia." Pronto para a luta? A lista de percalços é longa, mas há boas notícias: pessoas que cultivam bons relacionamentos tendem a viver mais e com saúde. É o que veremos a seguir.

# Parte um

## SAÚDE MENTAL

# um O QUE NOS FAZ FELIZES E SAUDÁVEIS AO LONGO DA VIDA?

Robert J. Waldinger é psiquiatra, psicanalista e mestre zen, professor da faculdade de medicina da Harvard University, e o quarto diretor do Estudo sobre o Desenvolvimento Adulto, criado em 1938. A longevidade dessa pesquisa — quando a maioria se estende por períodos bem mais curtos — permitiu acompanhar a vida de centenas de estudantes para descobrir como haviam se saído na maturidade e na velhice.

A pesquisa abrangia dois grupos: alunos da universidade de elite e garotos de bairros pobres de Boston, onde a universidade está localizada, muitos oriundos de famílias disfuncionais que enfrentavam um ambiente violento. A cada dois anos a equipe entrava em contato com esses homens e vasculhava suas vidas: eles se submetiam a exames de sangue e scanners cerebrais. Respondiam a questionários detalhados e recebiam em suas casas pesquisadores, que gravavam conversas com suas esposas e filhos — mais tarde os familiares foram incluídos no estudo.

Numa palestra TED com dezenas de milhões de visualizações, Waldinger conta que, numa pesquisa realizada com *millennials* ou membros da geração Y (os nascidos desde o início da década de 1980 até aproximadamente a primeira metade da década de 1990), 80% disseram que sua principal meta era ganhar dinheiro; 50% ainda cravaram que pretendiam ser famosos.[6] Assim, seguiam o roteiro padrão que a sociedade apresenta a crianças e jovens, estimulados a pensar que é dessa forma que terão uma boa vida.

Mas o que nos faz saudáveis e felizes ao longo de nossa existência? Bons relacionamentos. Essa foi a descoberta do estudo de Harvard. Conexões sociais são boas para nós, enquanto a solidão é tóxica e mata. Os pesquisadores apelaram para uma prova dos nove: como haviam acompanhado os homens até a velhice, voltaram à meia-idade deles para checar se ela poderia predizer quais tinham se tornado octogenários com boa saúde e de bem com a vida. Quando reuniram tudo o que sabiam sobre os participantes na faixa dos 50 anos, não foi o seu nível de colesterol, a classe social ou o QI (quociente de inteligência) que determinou como iriam envelhecer, e sim quão satisfeitos estavam com seus relacionamentos.

Em 2023, quando lançou *Uma boa vida: como viver com mais significado e realização*,[7] em parceria com Marc Schulz, livro que atualizava as conclusões do estudo, Waldinger afirmou que o fato de sermos inteligentes não prediz o quanto seremos felizes, porque são outros atributos que contribuem para o bem-estar, como inteligência emocional, nossas amizades, a satisfação com nosso casamento ou envolvimento afetivo. "As relações interpessoais são reguladores emocionais, funcionam como um anteparo. O isolamento nos faz pagar um preço terrível. Tudo gira em torno de relacionamentos", resumiu.

Waldinger também valoriza o que chama de "relações casuais": as pequenas conversas com o atendente do café, o caixa do supermercado ou o balconista da farmácia. São interações que nos localizam socialmente, que nos dizem: "Eu enxergo você, eu reconheço você." Sobre fazer novos amigos, a recomendação é a de que sejamos proativos, ou seja, que nos empenhemos em construir pontes entre nós e aqueles com quem desejamos nos conectar. É o que ele chama de aptidão social [*social fitness*, em inglês]. Aliás, como o termo aptidão remete a uma rotina de exercícios, encare o cultivo de amizades como uma prática que deve ser constante.

Difícil, não? Mas ninguém precisa ser extrovertido para melhorar essa habilidade. Nem é necessário ter um número expressivo de amigos íntimos: bastam os dois, três ou quatro com quem você sabe que pode contar em qualquer circunstância. A questão é também conquistar novas amizades, o que pode ser um desafio na vida adulta, principalmente para os tímidos. Entretanto, elas não estão fora de alcance. Tente, por exemplo, atividades em grupo, que possibilitarão uma aproximação, como uma aula de informática, academia, caminhadas ou trabalho voluntário. Nunca é tarde demais.

O problema é que temos o mau hábito de não zelar pelas amizades como faríamos com um jardim. Perdemos o contato com amigos da infância ou da adolescência que agora estão ao alcance de um clique, através das redes sociais. Quando saímos de um emprego, mesmo tendo colegas de trabalho queridos, não os procuramos mais. Desviamos o olhar de vizinhos, só para não os cumprimentar. Puxar conversa, então? Nem pensar! Mesmo quando conseguimos manter um grupo de pessoas próximas, ficamos com preguiça de sair para um encontro, não as convidamos para nossa casa. Envelhecemos, o círculo vai diminuindo e não movemos um dedo para sair do casulo. É flertar com o olhar frio e duro da solidão.

Os homens têm muito o que aprender com as mulheres nesse aspecto. Pesquisas nos Estados Unidos e no Reino Unido mostram que eles têm menos amigos, tendência que se acentua ao longo dos anos. Entre os que se aposentam, é comum que, ao sair de cena profissionalmente, se vejam num deserto de relacionamentos.

Niobe Way, cientista especialista em psicologia do desenvolvimento e professora da New York University, entrevistou durante anos centenas de meninos e adolescentes e viu que, à medida que cresciam, eles perdiam os melhores amigos. Quando garotos, diziam que não podiam viver sem seus colegas, mas por volta dos 14 ou 15 anos iam se afastando e se sentindo sozinhos e isolados. Seu meticuloso trabalho virou o livro *Deep Secrets: Boys Friendship and the Crisis of Connection* [Segredos profundos: a amizade dos meninos e a crise da conexão, em tradução livre].[8]

Essa dificuldade em nutrir laços emocionais está associada ao estereótipo de masculinidade esperado dos homens: o do macho competitivo e autossuficiente, que não pode demonstrar nenhum tipo de vulnerabilidade — o que gera padrões de ansiedade, depressão e violência. Way constatou ainda que, em relação às mulheres, os homens as encaram como cuidadoras emocionais, que devem ouvi-los num papel de “terapeutas”. E é claro que, quando não se trata de uma via de mão dupla, o resultado é de ressentimentos por parte da parceira.

Considerando que, de acordo com a Organização Mundial da Saúde (OMS),[9] uma em cada quatro pessoas idosas enfrenta o isolamento social, insisto: a saída talvez seja aprender com as mulheres, que investem numa troca emocional maior. Na vida adulta, os homens tendem a encarar os colegas com os quais convivem no máximo como parceiros. Essa camaradagem praticamente se resume a piadas e conversas de bar, impedindo que se abram e compartilhem seus sentimentos. A primeira lição é reconhecer que o desejo de ter amigos é inerente ao ser humano e não está vinculado a gênero. Um bom primeiro passo para cuidar da saúde mental.

Já escrevi dois livros sobre longevidade, e em ambos os capítulos iniciais eram dedicados à saúde física: exercício, alimentação, sono. Claro que são temas da maior importância para o bem-estar — e estarão devidamente contemplados mais adiante —, mas, como hoje em dia está claro que não se pode separar saúde física e mental, porque ambas se complementam, desta vez resolvi começar pela mente. Angústia, ansiedade, irritabilidade, medo, depressão, esses “cavaleiros do apocalipse” nos sabotam, nos derrubam e nos mantêm aprisionados num círculo vicioso que, inclusive, nos impede de tomar as decisões necessárias para mudar o que nos prejudica.

Zelar pela saúde mental é o passaporte para nos colocar no merecido lugar de prioridade a que temos direito. Não é tarefa fácil. É preciso estar num ambiente seguro, onde possamos nos sentir acolhidos. É preciso criar limites em nossos relacionamentos, para que eles não se tornem abusivos. É preciso saber lidar com o estresse, que faz parte da nossa vida. É ótimo quando é possível mudar o meio externo que nos afeta, mas isso nem sempre é possível. Podemos, porém, criar uma barreira interna que nos proteja — algo que as experiências positivas têm o poder de construir.

Não há receita infalível para estar bem. No entanto, de acordo com Hasan Merali, professor de pediatria da McMaster University, no Canadá, temos muito o que aprender com as crianças pequenas.[10] Não acredita? Pois ele apresenta uma lista de comportamentos comuns dos seres humanos entre 2 e 5 anos que deveríamos adotar. O primeiro deles é se encorajar em voz alta — algo como: "Você vai conseguir! Vai dar certo!" Os pesquisadores acreditam que conversar consigo mesmo de forma positiva pode ajudar na solução de problemas e a melhorar a autoconfiança. Além disso, não perca a oportunidade de rir. Crianças pequenas riem seis vezes mais do que adultos. Por fim, aos 2 anos de idade, esses pingos de gente se movimentam cinco horas por dia, segundo uma revisão de mais de vinte estudos acadêmicos. Mexer-se é instintivo e o grande mistério é como perdemos essa capacidade ao longo dos anos, mas há uma saída no fim do túnel, como você vai ver no capítulo sobre atividade física.

A medicina do estilo de vida se baseia em seis pilares:

1. alimentação saudável;
2. atividade física regular;
3. sono de qualidade;
4. manejo do estresse;
5. controle de tóxicos — que incluem álcool, drogas ilícitas e mesmo automedicação (e, claro, cigarro);
6. conexões sociais.

Não se deixe intimidar com o tamanho dessa lista; o importante é começar modestamente e celebrar as pequenas vitórias. Quer um exemplo? Aos 70 anos, Irene e o marido se mudaram para Santos, para fugir do alto custo de vida da cidade de São Paulo. Apesar de ter deixado para trás amizades de décadas, com as quais não conseguiria mais manter o contato de antes, ela não se abateu. Como não queria se limitar a caminhar na orla, aproveitou as conversas casuais com as novas vizinhas para saber quais as opções para se exercitar na região. Descobriu que havia um grupo que se reunia, duas vezes por semana, numa sala cedida por uma igreja próxima. As mulheres, incluindo a professora de educação física, estavam todas na faixa dos 60 anos. Sua escolha foi duplamente acertada: retomou a atividade física e se integrou a uma turma animada, com uma agenda de chás no fim da tarde e idas ao teatro na capital paulista. Não há uma única resposta para o que nos faz felizes e saudáveis ao longo da vida, mas Irene hoje se sente integrada e rodeada pelo afeto das amigas.

# dois O CÉREBRO SOLITÁRIO FICA VULNERÁVEL

Quando falamos de relacionamentos, podemos imaginar uma enorme teia, formando um desenho bastante elaborado. Uma rede que abrange afetos de todo tipo: parceiros e parceiras, familiares, amigos, colegas de trabalho, animais de estimação. Há também uma seção de desafetos que nem sempre conseguimos evitar. O notável é que, quanto mais povoado esse território, melhor para nosso cérebro. Ele precisa do exercício dessa sofisticada navegação para se manter afiado.

É claro que todos nos sentimos solitários ao longo da vida: são momentos de ruptura de laços, como uma mudança de escola ou de cidade; quando os filhos crescem e saem de casa; quando nos separamos ou perdemos alguém. O problema é que muitas pessoas não enfrentam tais dificuldades de forma transitória e sim crônica, o que acaba moldando seus comportamentos — e afetando o cérebro. Estar desconectado dos outros impacta a estrutura e as funções cerebrais, aumentando o risco de doenças neurodegenerativas.

Ao longo da evolução humana, assimilamos que estar só era perigoso e diminuía as chances de sobrevivência. Tanto que, quando nos deparamos com uma experiência ruim, normalmente logo procuramos um "colo", alguém que nos acolha. Entretanto, indivíduos que vivenciam uma solidão crônica podem desenvolver um comportamento oposto e considerar desagradável interagir com os outros. Áreas do cérebro associadas ao processamento de emoções e à cognição social (a forma como lidamos com pessoas e situações) são prejudicadas.

E como um sentimento é capaz de provocar efeito tão profundo na estrutura do cérebro? Os cientistas não têm certeza, mas há um consenso de que a solidão aciona a resposta ao estresse, o que ativa o sistema imunológico, aumentando os níveis de substâncias inflamatórias no organismo. Se esse desequilíbrio persiste por um longo período, a lista de prejuízos é grande: do aumento da pressão arterial, que afeta o sistema cardiovascular, ao risco de danificar os neurônios e suas conexões.

A médica Nancy Donovan, diretora da área de psiquiatria geriátrica do Brigham and Women's Hospital, que pertence à Harvard University, afirmou ao *New York Times* que mesmo níveis baixos de solidão aumentam o risco de Doença de Alzheimer e outras demências, e há evidências recentes de que estão associados ao Parkinson.[11] Nem sempre é algo danoso — aliás, é bom que saibamos gostar da nossa própria companhia —, mas a cronificação da situação pode estar ligada à depressão, outro fator de risco para a demência.

Um estudo realizado por pesquisadores da Northwestern University, divulgado em 2024,[12] chegou à conclusão de que a solidão, na vida adulta, faz uma curva no formato da letra U: sua incidência é alta entre jovens adultos, diminui na meia-idade e volta a crescer na velhice, tornando-se especialmente pronunciada depois dos 80 anos. Na faixa dos 40 anos, as pessoas estão no seu pico de conexão social, às voltas com companheiros, filhos, colegas de trabalho, além de outras atividades na comunidade. À medida que envelhecemos, esse leque de interações vai minguando, mas por que ficar de braços cruzados assistindo isso acontecer?

Como descrito no capítulo anterior, nosso círculo de relações vai encolhendo com o passar dos anos. A aposentadoria elimina a convivência profissional, os filhos saem de casa e amigos morrem, mas não podemos permanecer inertes ao encolhimento do nosso território afetivo. Na verdade, combater o isolamento está deixando de ser uma iniciativa individual e vem se transformando num assunto de governo. Em 2018, a Inglaterra criou a Subsecretaria de Estado para a Solidão, que tem status de ministério, ao constatar que tem gente que passa semanas sem qualquer contato humano.

Em 2023, a OMS decretou a solidão prioridade global de saúde.[13] Seul, capital da Coreia do Sul, anunciou em 2024 que vai investir 327 milhões de dólares para lidar com o problema.[14] A cidade vai oferecer apoio psicológico gratuito para os residentes e incentivar a participação em atividades sociais, como festivais e visitas a bibliotecas e parques. Fez até parceria com aplicativos de *delivery* para facilitar a identificação das pessoas que vivem sozinhas.

Durante o governo do presidente Joe Biden, o médico Vivek Murthy foi o vigésimo primeiro ocupante do cargo de cirurgião-geral (*surgeon general*) nos Estados Unidos. Ao contrário do que possa parecer, o posto não lhe confere a atribuição de estar em salas de cirurgia: Murthy é a autoridade máxima em saúde pública no país e cravou: a solidão é tão nefasta quanto o cigarro. Autor do livro *O poder curativo das relações humanas: a importância dos relacionamentos em um mundo cada vez mais solitário*,[15] ele constatou: "Temos músculos sociais como temos músculos físicos, e ambos se enfraquecem se não forem usados."

O médico norte-americano Jeremy Nobel, também professor de Harvard e autor do livro *Project UnLonely: Healing our Crisis of Disconnection* [Projeto NãoSolitário: Curando nossa crise de desconexão, em tradução livre],[16] afirma que a falta de conexão com outras pessoas é funesta e pode ser caracterizada como o maior fator de risco prevenível para o suicídio. "Culturalmente, a solidão é vista quase como uma 'falha' de caráter e, como consequência, vamos nos retraindo. Entramos numa espiral que tem que ser interrompida antes de sair do controle. Deveríamos pensar na conexão com os outros seres humanos da mesma forma que entendemos que a água é indispensável à vida. Se nos hidratamos quando temos sede, precisamos nos conscientizar da importância de nos conectarmos quando nos sentimos sós", alerta.

O recado? Faça coisas! Em vez de perder horas em redes sociais, comece a turbinar os "músculos" citados por Murthy. Se seu círculo está encolhendo, busque um grupo que compartilhe seus interesses culturais, políticos ou religiosos, ou torne-se voluntário — e não desista se o primeiro trabalho não for gratificante; tente outro até achar o que procura.

Mas sabe o que é melhor ainda? Encontre tempo para aqueles que preza, que estão ao alcance de uma videochamada, e cultive os vínculos que os unem. Dê um primeiro (pequeno) passo: crie uma rotina de telefonemas semanais, que durem no mínimo dez minutos, com pelo menos um ou dois amigos. Supere a inércia e encha sua agenda: marque um café, uma caminhada, para pôr o assunto em dia e renovar essa conexão que já existe. Do outro lado também pode estar um solitário querendo o mesmo.

## três NOVAS COORDENADAS PARA ANTIGOS RELACIONAMENTOS

Sem qualquer pretensão de esgotar o assunto, comecemos a falar sobre os relacionamentos amorosos. A diversidade impera quando nos referimos a casais acima dos 60 anos. Há relações que resistem à passagem do tempo. Sobrevivem a crises, adaptam-se a novas circunstâncias, criam raízes sólidas. Outras são interrompidas: por separações, enfermidades, morte. Seguir em frente pode ser difícil, e somos bastante experientes para saber que não existe receita infalível — a não ser a própria potência da natureza humana. Há algo em nosso âmago que nos impele a buscar o equilíbrio perdido e alimenta o desejo de reconstruir a vida. Alguns seguem sós. Outros trabalham com afinco para manter a chama da vida a dois acesa.

É o que fazem as advogadas Olga e Penélope, de 66 e 60 anos respectivamente, que se conheceram numa festa em 2002. A convivência só se fortaleceu com o tempo, diz Olga: "Temos uma compreensão silenciosa que é rara, basta uma troca de olhares para sabermos o que a outra pensa. E a gente se mima muito." Ela ainda trabalha, embora, principalmente, de forma remota; como Penélope se aposentou, as duas têm aproveitado para fazer mais coisas juntas, como ir à academia e viajar.

Aprenderam a lidar com as diferenças — Penélope é reservada, enquanto Olga é do tipo elétrico — com conversa e carinho. "Não éramos mais crianças, já estávamos na faixa dos 40 anos quando nos conhecemos", avalia a primeira, que, apesar de ser a retraída da dupla, é a responsável pelos arroubos românticos: "Há um dia de namoro na semana, sem horário para nada", conta. E algumas surpresas, como colocar a companheira no carro, sem dizer qual é o destino, até chegarem a uma pousada charmosa.

Em casamentos longevos nos quais as trajetórias pouco tiveram em comum durante décadas, nem sempre o dia a dia pós-aposentadoria é fácil. Há mulheres que, depois de sonharem com jornadas menos longas e exaustivas para os maridos durante anos a fio, de repente se veem às voltas com um "estranho" ocioso em casa. O ambiente doméstico ainda é mais feminino que masculino, e, se o homem se desligou do trabalho e não tem um leque de opções para se entreter, ou um novo propósito para se engajar, há risco de curtos-circuitos. E quando a mulher continua ativa e se depara com um parceiro que passa a demandar sua presença e a interferir na rotina que estava azeitada à perfeição?

Assim como se casar e ter filhos são situações que representam uma grande mudança na vida das pessoas, o mesmo se aplica ao período depois da aposentadoria, embora a maioria dos casais não antecipe esse cenário. Não somente é importante conversar a respeito como também que um incentive o outro a procurar novas formas de ocupação e realização. Do contrário, o que era idealizado como um estado permanente de férias pode se transformar numa fase desestabilizadora — até o que fazer com o tempo livre é capaz de se tornar objeto de discussão! Sem as distrações do trabalho, questões que estavam sendo evitadas afloram: a falta de colaboração na criação dos filhos, a real profundidade dos laços entre os dois, visões do mundo que se tornaram distantes e irreconciliáveis.

De acordo com a *Health and Retirement Study* [em tradução livre, Estudo sobre saúde e aposentadoria], pesquisa longitudinal representativa de norte-americanos com mais de 50 anos que é realizada pela Michigan University desde 1990, o fator crucial é a qualidade do casamento antes da aposentadoria.[17] Casamentos infelizes são fortes indicadores de uma pós-aposentadoria conturbada do ponto de vista do relacionamento. A convivência que se limitava à hora do jantar e aos fins de semana é posta à prova quando há muito mais tempo livre para ambos. A situação se agrava quando o orçamento aperta: se não houver uma reserva financeira acumulada ao longo da trajetória profissional, será preciso fazer cortes nos gastos, exacerbando o conflito. Em vez de cultivar um ambiente carregado de ressentimento e trocas de acusações, o melhor caminho pode ser buscar a ajuda de um terapeuta para ajustar expectativas.

Situação especialmente penosa é assistir ao companheiro ou companheira se tornar refém de uma doença grave. Eva, funcionária pública de 65 anos, tinha planos de sobra para o futuro com o marido, com quem estava casada havia 43 anos depois de quatro de namoro: "Nós nos aposentaríamos juntos e eu achava que teríamos mais tempo para viajar. Iríamos ganhar o mundo e descobrir coisas novas."

No entanto, uma série de sinais indicou que havia algo errado, acendendo o sinal de alerta: de motorista exímio, ele passou a errar itinerários conhecidos e a cometer trapalhadas ao volante. Foi o que os convenceu a procurar um neurologista. Em 2019, aos 62 anos, veio o diagnóstico de demência e da Síndrome do X Frágil, uma condição hereditária que determina alterações no desenvolvimento intelectual e no comportamento. Segundo Eva, como tinha diabetes desde os 40 e desobedecia com frequência às recomendações médicas, a doença crônica pode ter acelerado o declínio cognitivo.

Durante a pandemia, Eva se transformou em personal trainer do marido: "Ele desenvolveu um quadro de ansiedade e de compulsão alimentar. Como a memória recente foi afetada, estava sempre querendo comer. O médico foi bem claro: avisou que, sem atividade física, o declínio seria rápido." Também decidiu que se mudariam da zona norte para a zona sul carioca: "Fiz as contas e decidi alugar o apartamento onde morávamos, que é nosso, e alugar um pequeno perto da praia. Assim podemos caminhar no calçadão e fazer tudo a pé ou de metrô."

Ele se mantém independente nas atividades diárias, mas não sai mais sozinho porque há o risco de não se lembrar do caminho de volta. As filhas não têm condições de ajudar, e Eva é sua única cuidadora. Quando precisa sair, deixa bilhetinhos para o marido com instruções detalhadas sobre o que deve ser feito até a sua volta. Ela reconhece que, no início, volta e meia perdia a paciência, mas se organizou para encontrar tempo para si: faz ginástica, musculação e ioga. "Trabalho com o que tenho", resume.

O que não se deve perder de vista é que, assim como aos 20 ou aos 30 anos, aos 60 também queremos ser felizes. A vantagem é que temos um lastro de experiência acumulada para ser usada a nosso favor. Portanto, não repita erros antigos. Uma comunicação aberta e honesta — que inclui ouvir, além de falar — tem que ser acompanhada de respeito e empatia. Se você acredita que aquela ainda é a pessoa com quem pretende dividir sua existência, dedique tempo e energia para alimentar essa conexão.

# quatro ENFRENTANDO UM DIVÓRCIO NA MATURIDADE

O aumento da expectativa de vida se refletiu na longevidade dos casamentos. Com a perspectiva de uma convivência estendida, questões que antes eram varridas para baixo do tapete vêm à tona e entornam o caldo. De acordo com o IBGE, o número de separações de casais acima dos 50 anos aumentou 28% nas últimas duas décadas. Em 2021, 25,9% das pessoas que tiveram o divórcio confirmado tinham mais de 50; na faixa entre 20 e 50, o percentual foi de 22%.[18] Em coluna publicada no jornal *Folha de S.Paulo* em abril de 2024, a antropóloga Mirian Goldenberg, que escreve sobre envelhecimento, contou que ela própria desfez um casamento de 15 anos aos 57.[19] Amigas tentaram dissuadi-la, dizendo que estava velha demais para se separar e que teria uma velhice solitária. Pouco depois, se casou novamente e escreveu sobre sua "revolução grisalha": "Nunca fui tão livre, nunca fui tão feliz."

Casais se divorciam por diferentes motivos, e há até os que esperam os filhos crescerem porque acreditam que dessa forma eles serão menos afetados pela ruptura familiar. A infidelidade — especialmente masculina — já não encontra mulheres dispostas a tolerar a situação, e a falta de desejo sexual dos parceiros se tornou um fator relevante para terminar a união. O isolamento forçado durante a pandemia também serviu para deixar claro que a convivência tinha ruído havia tempos.

Em determinadas situações é preciso sair da inércia, por mais assustador que soe acabar um casamento de décadas e começar do zero aos 60 anos. Numa relação abusiva, por mais que pareça óbvio que se trata da única opção razoável, culturalmente ainda é muito forte a noção do dever de nutrir aquela união e fazê-la prosperar — o que representa uma pressão extra na missão de manter os votos intactos.

No entanto, não importa quantos anos foram investidos no relacionamento se ele é tóxico. O abuso físico e sexual é mais fácil de identificar, mas o cenário fica embaçado quando é emocional. O *gaslighting* é uma forma de violência psicológica na qual o abusador mente e distorce a realidade, desacreditando a vítima. Frases como "Você está ficando louca?" ou "Como sempre, você está exagerando", que mulheres ouvem com frequência, podem levar a pessoa a duvidar da própria sanidade mental. Parceiros narcisistas conseguem criar ambientes voláteis e instáveis, que drenam a autoestima e a autoconfiança. Muitos sacrifícios são feitos numa vida a dois, mas nada justifica um comportamento continuamente desrespeitoso.

O mais importante é não ver o divórcio como um fracasso, nem permitir que a separação defina sua nova persona, como se você se limitasse a um estado civil. No começo é difícil, depois de tanto tempo sendo marido, mulher, parceiro, parceira, companheiro, companheira. O bom é a possibilidade de se redescobrir.

A norte-americana Martha Bodyfelt é *coach* de divórcios e ensina: é preciso ter um roteiro para encontrar esse novo eu. Comece com perguntas como: O que você deseja? Quais são os próximos passos a serem dados? Quem poderá ajudar?[20] Essa pode ser uma fase turbulenta, por isso não se isole e procure auxílio médico e o apoio de amigos e parentes. Encare também como a oportunidade de viver a vida de acordo com suas regras e preferências.

É desafiador não contar com a antiga rotina, e o melhor caminho é cuidar de você: comer e dormir bem, se exercitar, retomar atividades que lhe davam prazer e foram abandonadas. Meditar, estar em contato com a natureza ou escrever um diário são ferramentas úteis. Crie seu território de bem-estar físico, emocional e mental, sem alimentar uma expectativa excessivamente otimista de que tudo será resolvido logo. Sentimentos como raiva, culpa, ressentimento e solidão fazem parte do processo. São expressões do luto, que se manifesta quando há o rompimento de algo significativo, como você verá no Capítulo "O luto, esse velho conhecido".

Por fim, não descarte a possibilidade de buscar uma nova parceria amorosa, mas primeiro se dê o tempo que for preciso para se sentir inteiro ou inteira. Lembre-se que sua experiência e o autoconhecimento servirão para farejar o perigo de relacionamentos ruins. Faça uma busca ativa, procurando pessoas com afinidades — nessa altura do campeonato, sabemos que aquela história de que os opostos se atraem é a receita para o desastre.

O saudoso psiquiatra e psicoterapeuta Flávio Gikovate, com quem tive a honra de trabalhar, costumava dizer que, ao contrário do que o senso comum apregoa, o amor é como uma estação de águas: uma sucessão de dias tranquilos e acolhedores.

# cinco CUIDANDO DE FILHOS, PAIS E ATÉ NETOS

Já se foi o tempo em que, aos 60 anos, os filhos estavam criados, vivendo a própria vida e, com frequência, ajudando os pais idosos — na verdade, hoje em dia é mais fácil o contrário acontecer. Quem tem a proteção de uma aposentadoria, ou conseguiu construir uma poupança sólida, acaba sendo o porto seguro dos rebentos em dificuldades e até bancando despesas relevantes, como a educação dos netos.

Há outras mudanças no cenário: o aumento da expectativa de vida fez com que os novos velhos, entre 60 e 75 anos, passassem a cuidar de pais superidosos e, muitas vezes, frágeis. Tentando se equilibrar em diferentes papéis, Marina, de 73 anos, mora com o marido, a mãe, de 95 anos, e a neta, que ajudou a criar. "Não percebi que havia me tornado uma cuidadora, mas isso vem de longe: era a filha mais velha que se preocupava com a irmã caçula, com o bem-estar dos pais, depois do marido, da sogra e dos filhos", diz.

Na relação com a mãe, que agora acredita que Marina é sua mãe, houve uma inversão de papéis: "No começo, eu ainda dizia: 'Mãe, sou eu, sua filha Marina'. Às vezes, ela me respondia: 'Ih, que burrice a minha'. Até que um dia reclamou: 'Não estou te entendendo, te chamei de mãe a vida toda!'. Nunca mais a corrigi; contrariá-la só geraria ansiedade". Ela afirma que a frustração inicial de não ser reconhecida passou: "Num primeiro momento a gente fica triste, porque a pessoa que conheci tão ativa, que era tão parceira, não está mais ali. O importante é que no fim da vida ela se sinta rodeada de carinho."

Apesar de aposentada, Marina, que é formada em administração e pedagogia, continua trabalhando em duas escolas, para complementar a sua renda e a do marido, que vem enfrentando problemas de saúde. Segundo ela, as horas dando expediente funcionam como um "respiro" da rotina de casa. Além disso, parar não é uma opção: "As duas aposentadorias não fecham o orçamento. Temos gastos extras com cuidadoras, fraldas e medicamentos." Marina reconhece que anda meio relaxada com a saúde. Faz uso de medicação para um quadro de pré-diabetes e colesterol alto. Também tem artrose, que lhe causa bastante dor. Fez um check-up e culpa a falta de tempo por não ter retornado ao médico. "Rezo para ter equilíbrio e serenidade", resume.

A grande questão é como conseguir atender a solicitações que surgem de todos os lados. E quando o assunto é filho... Impossível dissociar o amor de ansiedade e angústia. Para a maioria das mães (e boa parte dos pais), ao menor sinal de problema, seja profissional, financeiro ou de relacionamento, ficamos nos perguntando onde erramos — como se essa fosse a razão de o imbróglio estar ocorrendo — e o que devemos fazer.

No quesito ajuda, em se tratando de dinheiro, tudo se complica. Em 2023, escrevi uma coluna para meu blog, Longevidade: modo de usar, no portal de notícias *g1*, sobre Danielle Howard, consultora de finanças há mais de 25 anos e autora de *Your financial revolution: time to recognize, revitalize and release your financial power* [Sua revolução financeira: tempo para reconhecer, revitalizar e liberar seu poder financeiro, em tradução livre].[21] A obra está dividida em quatro pilares:

1. como ganhamos dinheiro;
2. como decidimos gastá-lo;
3. proteção e ampliação do patrimônio;
4. como aproveitá-lo dentro de limites seguros.

Um dos pontos para os quais a autora chama atenção é a forma como lidamos com os filhos e as finanças. De acordo com levantamentos de instituições financeiras dos Estados Unidos, 51% dos norte-americanos vêm sacrificando o que pouparam para auxiliar filhos adultos.[22] Ela propõe que a decisão esteja embasada num acrônimo da palavra *respect*, isto é, "respeito" em inglês:

- **R de *resources* (recursos):** os comissários de bordo enfatizam que devemos ser os primeiros a pôr a máscara de oxigênio, para depois socorrer quem está ao nosso lado. Portanto, a pergunta inicial é: de quanto você pode abrir mão sem comprometer seu próprio futuro?
- **E de *ego*:** faça uma análise criteriosa de como seus filhos adultos usam o dinheiro que você destina a eles. Será que está sendo gasto para necessidades básicas ou você financia autoindulgências?
- **S de *soul* (alma):** o que realmente motiva a ajuda faz muita diferença. O objetivo pode ser o impulsionamento de um negócio, um aprimoramento da educação que signifique ascensão profissional, ou questões de saúde. Pergunte "por que" antes de se preocupar com "como".
- **P de *pain* ou *process* (dor ou processo):** ninguém gosta de ver os filhos sofrendo, mas, se eles não souberem lidar com a adversidade, nós os privamos da possibilidade de crescer e desenvolver sua integridade financeira. É preciso lidar com o esforço.
- **E de *entitlement* (ter direito a):** sinal amarelo se eles acham que merecem auxílio apenas porque são os herdeiros, sem se preocupar com as necessidades dos provedores. Na maioria dos casos, o abuso financeiro de pessoas idosas ocorre dentro da família.
- **C de *control* (controle):** pergunte-se se não haveria um desejo oculto seu de controlar a vida deles.
- **T de *timing* (tempo):** não aja impulsivamente e planeje os próximos passos. Agora ou mais tarde? Quanto é suficiente?

O que nos leva a outra pergunta: qual será o limite em qualquer tipo de relacionamento familiar? Pense numa palavra: autopreservação. Física, emocional e financeira. Uma coisa é ajudar pagando a escola dos netos ou cuidando deles, mas o auxílio não deve drenar suas economias, nem exaurir suas forças porque você se tornou babá em tempo integral.

O tema é sensível, mas tratá-lo com objetividade não nos transforma em péssimos pais e mães. Ou filhos. Sim, porque há também os pais tóxicos que envelhecem e, sem condições de se manter, necessitam do apoio daqueles que deveriam ter sido amados e protegidos, mas que sofreram abusos — verbais, psicológicos, físicos ou até sexuais— na infância ou adolescência. Eles podem ser superidosos e você ter passado dos 60 anos, mas as feridas antigas ainda não cicatrizaram... De acordo com o Estatuto da Pessoa Idosa (o tema será aprofundado na Parte 5, sobre autonomia, propósito e legado), os filhos são legalmente responsáveis pelos pais idosos,[23] mas como exigir amor e dedicação a alguém que se comportou de forma abominável?

Quem nos esclarece é Simone Domingues, psicóloga especialista em neuropsicologia, com pós-doutorado em neurociências pela Universidade de Lille (França): "Pessoas que sofrem abusos tendem a repetir suas experiências, num processo de mimetismo que pode ser explicado pela combinação de fatores psicológicos, emocionais e sociais, muitas vezes inconscientes. As vivências que uma pessoa tem com os seus cuidadores contribuem para a visão que terá de si mesma, dos outros e dos relacionamentos. Crescer em um ambiente tóxico pode construir uma ideia distorcida de que maus-tratos, negligência ou violência fazem parte do amor e dos vínculos afetivos, ou seja, o relacionamento abusivo, por mais doloroso que seja, passa a ser normalizado porque é compatível com a experiência vivida na infância."

Domingues complementa que é comum que indivíduos que sofreram abuso se tornem abusadores quando adultos. Trata-se de uma repetição de padrão: a conduta negligente ou violenta foi aprendida como forma de se relacionar. Também afirma que não há uma fórmula mágica para lidar com tais sentimentos, mas que o caminho é a aceitação da própria história. "O autoconhecimento nos permite identificar esses padrões disfuncionais por meio da compreensão da história de vida e dos relacionamentos estabelecidos ao longo do tempo. Ele cria uma conexão entre os comportamentos que aprendemos com os nossos cuidadores e o comportamento que apresentamos com as pessoas com as quais nos relacionamos. O autoconhecimento é um processo de ressignificação: por um lado, nos permite um olhar compassivo sobre a nossa história; por outro, nos fortalece na construção de uma vida valiosa e saudável, permitindo que nos tornemos quem desejamos ser", conclui.

# seis COMO LIDAR COM O AFASTAMENTO DOS FILHOS

Em sua memória, a infância dos filhos está muito próxima. Basta fechar os olhos e imaginar festinhas de aniversário, passeios, momentos de preguiça na cama e até de angústia por causa de uma febre ou infecção. Eles contavam com você para tudo — pai e mãe eram os torcedores mais fanáticos, o colo na hora do aperto, o porto seguro. E o que houve com aqueles pequenos seres humanos amorosos cujos desenhos vinham assinados com um "eu te amo" e que, agora, se afastaram e se comportam como desconhecidos?

É claro que o dia a dia corrido diminui a convivência com os rebentos, agora ocupados com trabalho, relacionamentos e seus próprios filhos. Não me refiro à nova dinâmica familiar, na qual a saudade pode ser amenizada com telefonemas, almoços no domingo ou férias. Afinal, no fundo, sabíamos que eles alçariam voo. O quadro que descrevo é bem diferente e uma das condições mais dolorosas para os pais: ter filhos adultos que se afastam e, às vezes, cortam os laços completamente.

Também é importante ressaltar que não estou tratando de casos de relações de abuso cometidos pelos responsáveis que deveriam zelar pelo bem-estar de crianças e adolescentes. Relações tóxicas e carregadas de perversidade, num espaço que deveria ser de aconchego, resultam em feridas de difícil cicatrização, mas esse não é o assunto do capítulo.

Se você não foi um monstro, como explicar o que aconteceu? O que provocou a ruptura? A reaproximação é possível? O sentimento de luto é inevitável. Há casos que envolvem transtornos mentais, ou abuso de substâncias, como álcool e outras drogas, mas nem sempre o problema é tão claro — estamos falando de uma zona cinzenta, que envolve conflitos familiares que nem sempre vêm à tona —, e o melhor é buscar ajuda especializada.

A terapeuta norte-americana Marie Morin criou, há dez anos, um programa para lidar com o afastamento e os sentimentos que acompanham a situação, composto por seis etapas.[24] A primeira consiste em entender o leque de emoções vividas: tristeza, ansiedade, depressão, sentimento de rejeição, traição e abandono, entre outras. O passo seguinte é criar um ambiente de autocuidado, físico, mental e espiritual. A terceira etapa é voltada para a autodescoberta e a reconstrução de conexões com outras pessoas. Na quarta, o foco é aprender a perdoar; na quinta, criar estratégias de resiliência para um dia a dia sem esse ente querido; a última etapa fala de planejar um futuro centrado no seu crescimento.

Aos 67 anos, Martha diz que tenta se acostumar com a progressiva frieza que a filha estabeleceu no relacionamento entre as duas. Ela a criou praticamente sozinha, porque o pai da menina era bastante ausente — inclusive do ponto de vista financeiro. "No entanto, apesar de eu estar sempre presente e ter sido a principal provedora da casa, me deparei com um enorme ressentimento por parte dela. Em diversas ocasiões, ouvi que a criticava com frequência e não a incentivava. No meu ponto de vista, o que eu fazia era encorajá-la a ir além do que fui", conta, emocionada.

Embora não tenha havido um rompimento formal, qualquer encontro familiar era pontilhado de acusações, mas o mesmo não acontecia com o ex-marido. Há três anos a filha mudou-se para outra cidade, e há dois Martha se tornou avó. Fora a visita na ocasião do nascimento, só viu o neto em duas ocasiões: nos aniversários, para os quais foi protocolarmente convidada. "É uma pena, não teremos tempo de desenvolver uma relação de afeto", lamenta.

Com o apoio de amigos e suporte psicológico, Martha aprendeu a estabelecer limites para não se ferir: "Quase sempre eu tentava me conectar com ela dando uma ajuda financeira, que era recebida como se fosse uma obrigação da minha parte. Abandonei esse comportamento, que era humilhante para mim. Passei a me concentrar no meu bem-estar físico e mental. Não alimento rancor e estou aberta para retomar a convivência se ela se dispuser. Tenho esperança", conclui.

A terapeuta Nedra Glover Tawwab é uma autora best-seller com quase 2 milhões de seguidores nas redes sociais. No livro *Sem drama: um guia para gerir relacionamentos familiares pouco saudáveis*,[25] a dedicatória dá o tom: "Nós somos a resposta, e não as pessoas que não podemos controlar."

A terapeuta enumera cinco estágios de consciência e ação:

1. **Precontemplação:** você disfarça os problemas, arranja desculpas e não tem consciência da situação.
2. **Contemplação:** o início de ponderações sobre o valor de mudanças, acompanhadas de sentimentos conflitantes e culpa.
3. **Preparação:** tentativas de convencer o outro a mudar, exploração de pequenas mudanças.
4. **Ação:** mudanças sendo postas em prática, sem pretender mudar o outro.
5. **Manutenção:** mudanças consistentes, com a prevalência dos parâmetros do que é aceitável.

A autora enfatiza que abusos e maus-tratos não são um comportamento saudável, não importa o papel que a pessoa tenha em sua vida, por isso sugere:

- não arranje desculpas para coisas que pode controlar;
- decida seguir em frente apesar do que ocorreu;
- supere ressentimentos;
- reconheça que não é perfeito;
- pratique a assertividade;
- pare de se comparar com os outros;
- encontre maneiras de cuidar melhor de si mesmo;
- entenda seus sentimentos e aprenda a expressá-los;
- minimize a autocomiseração;
- aceite o poder que tem.

# sete CUIDADOR, CUIDE-SE!

Em 2019, de acordo com o IBGE, o número de familiares que se dedicavam a cuidar de pessoas idosas passava de 5 milhões.[26] Não é preciso muito esforço para imaginar que a grande maioria desse contingente é de mulheres. Foi criado, inclusive, um termo para identificar aquelas que têm atribuição dupla, porque tomam conta dos filhos, ainda crianças ou adolescentes, e dos pais: "geração sanduíche", porque estão espremidas entre duas gerações. Esse grupo, mais jovem, na meia-idade ou perto dela, soma perto de 600 mil mulheres. Boa parte trabalha na informalidade ou fica fora do mercado — 33,6% estão nessa situação.

No entanto, o aumento da expectativa de vida fez crescer também o número de cuidadores acima dos 50 e até dos 60 anos — pessoas que, no Brasil, se desdobram para zelar por entes queridos. Segundo uma pesquisa realizada pelo Instituto de Políticas de Saúde e Inovação da Michigan University,[27] 54% dos indivíduos acima dos 50 anos afirmam ter desempenhado algum papel de cuidador nos últimos dois anos, se tornando responsável pelas finanças, saúde ou higiene de um idoso. Além disso, 70% prestaram serviços para alguém que não morava na mesma casa, como um parente ou vizinho.

A maioria diz que é gratificante poder colaborar, mas 65% avaliaram que a tarefa é bem mais difícil do que imaginavam, principalmente se o idoso tem limitações físicas ou apresenta um quadro de demência. Entre os principais problemas estão o cansaço físico ou emocional (34%); o desafio de conciliar a ajuda com a vida profissional (31%); e a falta de tempo para si mesmo (22%). O estudo apresentou aspectos positivos, como adquirir consciência sobre as próprias demandas no futuro (59%), sentir-se útil e apreciado (52%), ter um propósito (45%) ou aproximar-se de amigos e parentes (35%).

No levantamento, 2.163 indivíduos entre 50 e 80 anos responderam, on-line ou por telefone, se haviam assumido funções de cuidador de idosos acima de 65 anos. A variedade de encargos ia de fazer compras no supermercado a limpar a casa, dar banho a administrar medicamentos e finanças. "Em nossa sociedade, não temos um mecanismo formal para reconhecer e recompensar esse trabalho que garante a saúde e o bem-estar de tantos idosos", analisou Jeffrey Kullgren, professor de clínica médica na instituição. Nos Estados Unidos, a estimativa é de que 53 milhões estejam envolvidos em algum tipo de cuidado.

A grande questão para quem cuida é como não abandonar suas necessidades básicas, que muitas vezes são deixadas de lado por falta de tempo ou cansaço. Nada irrita mais alguém que esteja sobrecarregado do que sugestões sobre como agendar uma massagem ou fazer uma viagem no fim de semana para espairecer. O importante é focar as coisas simples, que ficam sob o risco de serem negligenciadas: manter uma alimentação saudável, hidratar-se, dormir. O ideal seria ter acesso à terapia, o que nem sempre é possível, mas procurar grupos de apoio ajuda. Informar-se sobre a doença do paciente sob sua responsabilidade é uma ferramenta relevante para saber com que tipo de dificuldade você terá que lidar.

A sensação de que a dedicação e os sacrifícios passam despercebidos leva a um estado de exaustão: o conhecido *burnout*. Idosos com sérios problemas de saúde tendem a estar fixados em suas próprias limitações. O declínio cognitivo das pessoas com demência pode levá-los a reagir de forma hostil ou impedi-los de manifestar seu apreço pelo zelo que lhes é destinado. Entretanto, é frequente que mesmo familiares não valorizem o difícil (e incessante) trabalho, o que aumenta a frustração.

Em primeiro lugar, não espere o reconhecimento alheio e monte uma estratégia para lidar com os sentimentos negativos e preservar seu equilíbrio.

É o que ensina Connie Chow, que chegou a ocupar uma vice-presidência do Wells Fargo Bank, mas o fato de ter cuidado da avó durante vinte anos a fez criar o *Dailycaring.com*, um site com dicas preciosas sobre o assunto. São dela os conselhos a seguir para aprender a se doar e se preservar.[28]

- **Esta opção foi *minha*:** apesar de às vezes achar que não consegue exercer qualquer controle sobre sua vida, tenha em mente que esta foi uma escolha que você fez. Não perca de vista o significado dessa doação.
- **Eu também sou uma prioridade:** autocuidado não é luxo, é necessidade. É preciso achar um tempo seu, ainda que para coisas pequenas, como uma caminhada, um banho relaxante, uma xícara de chá. Não se sinta culpado ao conceder-se "respiros" e, se tiver outras pessoas da família que possam ser acionadas, reserve períodos para recarregar as baterias.
- **O bom humor protege:** aprenda a brincar com a escassez de elogios, lembrando de um jeito leve que um "valeu" ou um "obrigado" de vez em quando são muito bem-vindos. E, quando receber um, mostre-se grata, para alimentar um círculo virtuoso.
- **A dedicação não pode ser medida pelo estado do paciente:** a piora da condição de saúde tende a provocar uma onda de recriminações de outras pessoas, que nem sequer participam do dia a dia, desconhecem a gravidade da situação, e desencadear um forte sentimento de culpa. Nem o melhor cuidador é capaz de deter a progressão de uma enfermidade.
- **Os outros têm que saber:** é comum, até entre irmãos, que, depois de alguém ser escalado para cuidar do idoso, os demais se sintam desobrigados de acompanhar os acontecimentos. Para evitar isso, mande relatos periódicos sobre consultas e tratamentos. As informações permitirão que eles apreciem seu trabalho.

Talvez você tivesse imaginado que, ao chegar aos 60, poderia tocar a vida com mais calma e aproveitar a sonhada aposentadoria. Talvez não tenha a mesma disposição de antes, mas a vontade de ajudar entes queridos seja maior que eventuais limitações. Para completar, frases como "Só você consegue dar conta do recado" alimentam nossa culpa e a dificuldade de dizer "não". Não caia na armadilha de não estabelecer limites. Não deixe que suas atribuições comprometam seu bem-estar, nem que os outros se aproveitem da sua boa vontade.

# oito O LUTO, ESSE VELHO CONHECIDO

Embora a morte seja a ausência definitiva, o luto se manifesta ao longo de toda a trajetória do ser humano: vamos acumulando perdas, mesmo que elas abram caminho para outras vivências ansiosamente aguardadas. A inocência da infância fica para trás quando cruzamos o portal da adolescência e navegamos no turbilhão de hormônios que nos conduzem à vida adulta. Algo é interrompido, mas desejamos com sofreguidão materializar as expectativas que temos pela frente. No entanto, depois dos 60 anos, a experiência se soma a ausências e privações. A lista é longa: amigos morrem ou se afastam, filhos saem de casa, casamentos são desfeitos, empregos são perdidos, a aposentadoria nos tira de cena, há perda de status social e financeiro, enfermidades nos fragilizam.

Inúmeras pesquisas indicam o forte impacto que uma doença grave ou o falecimento de uma pessoa tem sobre o cônjuge, interferindo em seu equilíbrio mental e representando um risco de morte prematura. Um estudo realizado com 900 mil dinamarqueses acima dos 65 anos, entre 2011 e 2016, mostrou que 8,4% enfrentaram a dor de perder seu companheiro.[29] Foi observado o aumento do risco de morte no primeiro ano de viuvez, e os homens entre 65 e 69 anos eram os mais afetados. Em comparação com os valores de referência, o índice de mortalidade subia 70% entre os homens dessa faixa etária cujas esposas faleciam, mantendo-se elevado pelos seis anos seguintes. Entre as mulheres, o crescimento da mortalidade ficava em 27%, equiparando-se à média um ano depois.

Doenças graves também são um pesado ônus para a saúde mental dos parceiros, provocando distúrbios psiquiátricos relevantes. Esse foi o resultado de um trabalho realizado na Dinamarca e na Suécia no qual foram avaliados cônjuges de 546 mil pacientes com câncer e outros 2,7 milhões que conviviam com pessoas saudáveis.[30] Num universo de mais de 3 milhões de indivíduos, 6,9% de maridos e esposas de alguém acometido pela doença desenvolveram distúrbios psiquiátricos, enquanto o percentual ficou em 5,6% no segundo grupo. O câncer envolve várias etapas, todas carregadas de angústia: o momento do diagnóstico, o tratamento e seus efeitos adversos, despesas inesperadas e, eventualmente, a progressão da doença e um desfecho desfavorável. Há estudos que sugerem que os cônjuges podem apresentar mais sintomas de ansiedade e depressão que o próprio paciente, até porque, na maioria das vezes, se transformam nos principais cuidadores de seus entes queridos.

Cada um tenta encontrar seu caminho para o equilíbrio. A matemática Maria Paula foi casada por catorze anos e separou-se quando os filhos eram crianças. A grande paixão da sua vida só aconteceu quando tinha passado dos 40 anos, e durou doze anos. "Apesar de ser dezesseis anos mais velho, Paulo tinha mais pique do que eu. Sua energia e vontade de viver me fizeram mudar", conta. O casal estava sempre planejando novas viagens, mas, em 2021, a covid-19 o levou. "Sinto uma saudade enorme, mas não é uma saudade amargurada. Sonho com ele, sinto sua presença, o que me dá ânimo, me ajuda", descreve. Com 60 anos, ela não se vê preparada para novos relacionamentos, mas começou a estudar astrologia e tarô. "São coisas de que sempre gostei e nunca havia me permitido. Hoje me sinto mais segura, bem-resolvida, e sou menos exigente com os outros", conclui. Caminha, faz hidroginástica e conseguiu emagrecer: "Voltei a entrar nas calças que eu havia guardado." Em 2023, sua mãe morreu, e Maria Paula agora redobra as atenções com o pai, que tem 90 anos, e as irmãs dele, de 84 e 92: "São todos lúcidos, independentes, mas volta e meia há pequenas questões burocráticas que resolvo."

Como lidar com a situação? Não poderia ser mais valiosa a colaboração de Erika Pallottino. A psicóloga especialista em luto e sócia-fundadora do Instituto Entrelaços é cirúrgica: "O luto nasce do rompimento de algo significativo. Engloba não somente a morte, mas o fim da convivência com alguém, da saúde, do trabalho, ou seja, tudo o que promove uma alteração de identidade. Gosto de dizer que o luto, fundamentalmente, é uma reação aguda de estresse, que exige muitas adaptações."

O espaço físico muda com a ausência de entes queridos; o espaço social sofre um empobrecimento com o encolhimento da rede de relacionamentos. Corpo e mente sentem a mudança. Pallottino explica que, embora não se possa afirmar que o luto é uma doença, não há dúvidas de que provoca uma modulação imunológica: "São comuns os transtornos de sono e alimentação, com frequência as pessoas utilizam substâncias, como o álcool em excesso. Os parâmetros biológicos ficam alterados, podem surgir doenças autoimunes." A literatura médica descreve, inclusive, a Síndrome do Coração Partido (ou cardiomiopatia de Takotsubo), uma condição real provocada por emoções extremas ou situações de estresse físico ou mental.

No esforço adaptativo que se impõe, quanto maior a reserva de recursos para enfrentar esse processo, melhor. É por isso que o envelhecimento, acompanhado de uma redução de experiências e espaços de atuação, torna-se um fator de risco. A resposta aguda ao estresse tem o potencial de produzir (ou piorar), mesmo que temporariamente, um quadro de declínio cognitivo e esquecimento. "Essa pessoa enlutada está em risco e pode esquecer o gás ligado; ou não prestar atenção ao sinal na hora de atravessar a rua", enumera a especialista, acrescentando que o idoso às vezes é diagnosticado com depressão quando, na verdade, está enlutado.

O Transtorno do Luto Prolongado (TLP), que se estende indefinidamente e impossibilita que o indivíduo retome suas atividades, integra a Classificação Estatística Internacional de Doenças e Problemas Relacionados com a Saúde (CID), elaborada pela OMS, desde 2022.[31] A inclusão ocorreu devido à necessidade de as equipes de saúde saberem diferenciar corretamente luto grave de depressão. Em termos práticos, devido a esse reconhecimento, a pessoa tem direito a licença de afastamento do trabalho.

Há ainda um luto pouco compreendido, no qual não há a morte física. Quem convive com pessoas com demências, em especial com a Doença de Alzheimer, vivencia o progressivo "desaparecimento" do ente querido, até ele se tornar incapaz de qualquer interação. É a chamada perda ambígua, termo criado pela pesquisadora Pauline Boss, que descreve um quadro no qual a pessoa está presente fisicamente, mas ausente psicologicamente, causando grande sofrimento a quem convive com o paciente.

Apesar de não terem essa percepção, esses indivíduos estão vivendo um luto, reitera Pallottino: "Para mim, o mais delicado é esse cuidador não se perceber como alguém que necessita de cuidado. Ele não se autoriza como enlutado. É na terapia que vamos nomeando essa fadiga, o estresse agudo cronificado acompanhado de manifestações somáticas e cognitivas. Tenho pacientes que chegam se culpando e dizem: 'Ao procurar você, sinto que estou matando a pessoa antes do tempo.' Sempre enfatizo que o luto não está ligado apenas à morte, e sim ao rompimento de algo significativo. Não se trata de uma perda simbólica, ela é real".

Já me estendi bastante sobre a dor, e agora é hora de abordar os mecanismos adaptativos, as respostas de enfrentamento. Uma rede de apoio é imprescindível nessa fase, o que só reforça que somos seres sociais e que o isolamento nos faz mal. Como ensina Pallottino, a capacidade de adaptação funciona como "imunidade psicológica".

A história pregressa de cada um pode ser facilitadora ou complicadora, e um histórico de ansiedade e depressão, de rigidez psicológica, tende a dificultar o processo. "É preciso entender o que a pessoa construiu em tempos difíceis da sua vida, como se adaptou, para vermos de que recursos dispõe. Ao fazermos uma linha do tempo com suas perdas, fica mais fácil reconhecer as respostas encontradas em momentos cruciais. O luto também é uma experiência de aprendizado, e o repertório que construímos por meio de nossa experiência nos dá ferramentas para lidar com a situação", enfatiza.

Os rituais de despedida, afetados de maneira brutal durante a pandemia, desempenham papel indispensável, detalha Pallottino: "São o lugar socialmente autorizado de expressão emocional, onde contamos e recontamos a história da pessoa, onde somos acolhidos e recebemos o suporte da comunidade."

Nas últimas três décadas, houve um notável crescimento no número de estudos sobre as implicações da religiosidade e da espiritualidade na saúde física e mental dos pacientes — e em seu papel para trabalhar o luto. Apesar de ambas serem poderosas, são vivências diferentes. A religiosidade está associada a um sistema de crenças e tradições, à prática de cultos. A pessoa vai ao templo, conversa com o sacerdote e sente-se reconfortada pelos desígnios do divino. Já a espiritualidade é uma prática individual, que envolve a experiência pessoal com o transcendente, a conexão com algo maior que si próprio. Nesse caso, a perda pode ser sublimada pelo consolo espiritual e pela busca de um novo sentido para a vida. Maria Paula, por exemplo, se sente próxima e reconfortada ao sonhar com Paulo.

A religiosidade pode ser uma maneira de a espiritualidade se manifestar, mas não é a única; do mesmo modo que há pessoas de intensa religiosidade e pouca espiritualidade, é possível ser espiritualizado sem fazer parte de uma comunidade religiosa. Em comum, funcionam como elementos de proteção e recuperação. Só não subestime o luto: faça terapia, escreva um diário, procure um grupo de apoio com participantes que viveram experiência semelhante.

# Parte dois

## SAÚDE FÍSICA

# nove O CORPO NÃO É UM CARRO QUE PODE SER TROCADO POR UM MODELO ZERO

Vadim Gladyshev, professor da faculdade de medicina de Harvard e do Brigham and Women's Hospital, integra um projeto ambicioso, chamado Biomarkers of Aging Consortium [Consórcio de Biomarcadores do Envelhecimento, em tradução livre], que reúne cientistas de dezenas de laboratórios e centros de excelência. O objetivo é estabelecer métricas precisas para quantificar o envelhecimento em todas as suas variáveis — porque, como ele explica, esse é um processo que não tem nada de homogêneo. "A natureza nos apresenta uma enorme diversidade no que diz respeito à longevidade: temos células que são substituídas rapidamente, como as do intestino, e neurônios que duram a vida toda. A primeira questão é o que se entende por envelhecimento. Para mim, é o acúmulo de estragos no organismo. A diminuição da aptidão física, o declínio funcional, as doenças e a morte são decorrências desse quadro", afirmou num seminário on-line a que tive a oportunidade de assistir.[32]

Gostei particularmente da expressão "acúmulo de estragos", porque transcende o conceito da idade cronológica. Podemos trazer, desde o nascimento, características que nos protegem ou fatores de risco que nos fragilizam, mas nossa existência será impactada por uma série de decisões e circunstâncias

— como estilo de vida, condições sociais e culturais e meio ambiente — que, somadas, vão compor a velhice que nos caberá. E é impressionante como nossas escolhas são as protagonistas do futuro.

Felizmente já passamos dos primórdios da medicina, quando alguém com enxaquecas recorrentes poderia receber uma trepanação craniana (sim, uma perfuração no crânio). A sangria era utilizada mesmo para quem sofresse de anemia, e, desconhecendo o poder das bactérias, os próprios médicos infectavam os pacientes, porque os cuidados com a higiene e a assepsia eram precários. Estamos mais amparados: temos à disposição vacinas e medicamentos de última geração — embora nem sempre disponíveis para toda a população —, mas a longevidade não deveria se limitar a acumular aniversários, e sim a viver até o fim da melhor maneira possível.

É aí que entra a medicina preventiva, que depende de muitas das nossas decisões. O cirurgião oncológico Peter Attia é categórico em seu livro *Outlive: a arte e a ciência de viver mais e melhor*: "O que acontece é que a morte lenta suplantou a morte rápida e temos que nos armar para derrotar os quatro cavaleiros do apocalipse: a doença cardíaca, o câncer, as doenças neurodegenerativas e o diabetes tipo 2, com os distúrbios metabólicos relacionados."[33] Ele avalia que os médicos tratam com eficiência fraturas e infecções, mas têm menos êxito em ajudar pacientes com doenças crônicas porque a interferência se dá depois que a enfermidade se instalou. Descreve sua trajetória como um exemplo de como podemos intervir: aos 36 anos, tinha sobrepeso, desenvolvera resistência à insulina e suas artérias eram as de um homem de 55 anos. "Se for para tirar apenas uma lição da minha história, que seja esta: se eu posso mudar, você também pode", propõe.

A medicina contemporânea ainda batalha para erradicar moléstias graves, mas seu principal foco tem que ser a saúde a longo prazo, que provavelmente caminhará para uma abordagem personalizada, porque cada indivíduo é único. Prevenção é a chave, e temos que atuar em diversas frentes: além do bem-estar emocional, que já vimos na seção anterior, também com exercício, nutrição e sono. Attia costuma apresentar a seus pacientes o que batizou de "decatlo centenário": uma lista de coisas que a pessoa gostaria de continuar fazendo em idade avançada, de percorrer trilhas a levantar uma criança do chão. Afinal, quem não gostaria de estar apto a viajar e brincar com netos e bisnetos?

Meus pais, fumantes desde a adolescência, morreram muito cedo: meu pai, um mês antes de completar 62 anos; minha mãe, na véspera do seu sexagésimo aniversário. Escrevi este livro tendo colecionado mais aniversários que ambos. Tenho uma família que amo profundamente, netos cujas trajetórias ainda pretendo acompanhar por muito tempo. Nosso corpo é casa, templo, ninho, e não um carro que trocamos ao atingir determinada quilometragem. Somos tão vigilantes em relação à segurança — nos protegemos com fechaduras e alarmes —, mas com frequência abdicamos da responsabilidade de zelar pela nossa saúde e nos resignamos ao declínio físico como um fato consumado do destino. Está na hora de jogar esse roteiro na lata do lixo.

# dez NUNCA É TARDE DEMAIS PARA COLHER OS BENEFÍCIOS DO EXERCÍCIO

Chegou aos 60 e, no que diz respeito à atividade física, está longe de ter um currículo exemplar? Ótimo, este é um capítulo feito sob medida para você. O melhor sobre exercitar-se é que, embora o ideal seja começar o quanto antes, nunca é tarde para colher os benefícios da prática. O médico Peter Attia, que citei no capítulo anterior, afirma que passar de nenhum exercício semanal para noventa minutos por semana pode diminuir em 14% o risco de morte por todas as causas.[34] "É muito difícil encontrar um medicamento capaz de fazer isso", sintetiza.

Outro bom argumento é que o mundo chegou à impressionante marca de 1 bilhão de pessoas com obesidade, de acordo com estudo publicado na prestigiosa revista científica *The Lancet*. Cerca de 1.500 pesquisadores reuniram dados de mais de 3.600 trabalhos realizados entre 1990 e 2022 com crianças, adolescentes e adultos, em duzentos países e territórios.[35] Em três décadas, a taxa de obesidade entre crianças e adolescentes aumentou quatro vezes; entre os adultos, dobrou — um problema que agora atinge um em cada oito seres humanos no planeta. Não basta fechar a boca: exercitar-se é a chave para a prevenção de um amplo leque de doenças.

Que o diga a professora Andrea Deslandes, diretora do Laboratório de Neurociência do Exercício da Universidade Federal do Rio de Janeiro (LaNEx), onde trabalham cerca de vinte pesquisadores sob o seu comando. Ali, o mantra é se movimentar. Há mais de duas décadas ela estuda o efeito do exercício físico no funcionamento do cérebro, quando seus pares ainda não tinham se dado conta de que saúde física e mental andam de mãos dadas: "Há 20 anos, as pessoas não entendiam o papel da atividade física na promoção, prevenção e no tratamento da saúde mental, da infância ao envelhecimento."

Sua contribuição para o livro foi inestimável, e sua visão sobre o poder do exercício, em qualquer idade, representa uma injeção de ânimo para quem está prestes a jogar a toalha. "É possível virar o jogo aos 60, 70, 80, 90 anos!", enfatiza. Há tempos a ciência vem colecionando provas disso. Deslandes cita trabalhos da década de 1990, como o da pesquisadora Maria Fiatarone Singh, com idosas frágeis institucionalizadas (que vivem temporária ou permanentemente em uma instituição de cuidados de saúde ou de assistência social ), que tinham, em média, 90 anos. Depois de oito semanas de treinos de força, elas haviam ganhado quase 200% de força nos extensores dos joelhos, com melhora significativa da marcha.

"Não se deve culpabilizar a pessoa, que talvez não tenha tido acesso a um estilo de vida saudável por questões socioeconômicas. No entanto, em qualquer época é possível colher os benefícios das mudanças." É claro que o ideal é, desde cedo, acumular reservas em todos os domínios que garantem a longevidade: alimentação, habilidade motora, sono, escolaridade, estímulo cognitivo, contato social, gerenciamento de estresse. Até os 20, 30 anos, os hormônios se encarregam de levar o organismo ao seu ápice, mas o declínio pode, como explica Andrea Deslandes, ser "modulado": "Uma coisa é a idade cronológica, da certidão de nascimento. Outra é a idade biológica, que é modulada pela genética e pelo estilo de vida. Depois dos 40, perdemos massa magra, músculo, capacidade cardiorrespiratória. Se você está num patamar mais alto, consegue se manter funcional. Dá para virar o jogo e intervir para manter a funcionalidade, evitando entrar num estado de fragilidade — ou pior, de incapacidade", ensina.

Atualmente, os especialistas utilizam a expressão capacidade intrínseca para conceituar esse conjunto de reservas que nos protegem. Por outro lado, como definiu o pesquisador Kenneth Rockwood, a fragilidade é um acúmulo de déficits, e há o que fazer para ajustar a rota.[36] Tem um déficit visual, como catarata? Faça a cirurgia e corrija. Um déficit auditivo? Use aparelho e mantenha a conexão com o mundo; seu cérebro vai agradecer — o capítulo sobre check-ups traz mais informações sobre a relação entre surdez e demência. Dois indivíduos, nascidos no mesmo ano, podem ter décadas de diferença entre suas idades biológicas. Vai depender do empenho com que cada um se dedicou a corrigir seus déficits…

O exercício é o motor dessa modulação a que se refere a professora Andrea Deslandes. É ele que sinaliza para as células a necessidade de produzir as proteínas que vão manter afiados todos os sistemas do organismo, do músculo cardíaco aos neurônios. De acordo com a OMS, para ser considerada fisicamente ativa, a pessoa deve acumular 150 minutos de atividade física moderada por semana, o equivalente a trinta minutos por dia, cinco dias na semana.[37] Parece muito? Para começar, reduza seu comportamento sedentário, que é simplesmente ficar sentado, deitado ou reclinado. Estudos mostram que os idosos têm, em média, de oito a dez horas sedentárias por dia. O primeiro passo é sair do sofá a intervalos regulares.

"Cada minuto conta", estimula Deslandes. "Ninguém precisa de um personal trainer para dar uma boa espreguiçada, ir à cozinha beber água ou circular pela casa. Depois de interromper o comportamento sedentário, é importante incorporar a atividade física ao dia a dia, como andar e realizar tarefas domésticas. É como tomar uma pílula diariamente e ir aumentando a dosagem. Não porque um médico mandou, mas porque você quer manter sua independência, ou poderá não conseguir, num futuro próximo, se levantar sozinho de uma cadeira para ir ao banheiro. Não se desconecte da competência de cuidar da própria vida", aconselha.

A etapa seguinte é abraçar o exercício de força, fundamental para quem envelhece. É indispensável uma avaliação física antes, para verificar se não há nenhum risco, e ter a supervisão de um profissional vai garantir que o treino seja eficiente e seguro, sem provocar lesões. Se possível, vale a pena se inscrever em uma academia. Caso o orçamento esteja apertado, existem opções mais em conta, como o Sesc, Sesi, Sest/Senat, Senac e até programas gratuitos das prefeituras. Deslandes sugere procurar os cursos de extensão das universidades públicas, que são gratuitos e poderiam ser mais bem aproveitados pela população.

No LaNEx, os idosos que participam das pesquisas utilizam *exergames*, jogos eletrônicos que usam a realidade virtual para simular cenários da vida real e incentivar a atividade física. Os pesquisadores selecionam jogos que demandem a chamada habilidade aberta, isto é, o exercício é acompanhado por engajamento cognitivo. Na opinião de Deslandes, é fundamental que seja lúdico, prazeroso, para a pessoa querer repeti-lo. Ela descarta a máxima *No pain, no gain* [sem dor não há ganhos] e a substitui por *No play, no gain* [sem brincadeira não há melhora]: "Trabalhamos com uma tríade: autonomia, competência e conexão. Quem participa tem o direito de opinar sobre o que gostaria de fazer; a atividade deve ser algo que saiba fazer; e integrar um grupo cria o sentimento de pertencimento. Estamos na década do envelhecimento saudável, que vai até 2030, ou seja, na metade do caminho, e os dados são alarmantes. Mais de 50% das mulheres brasileiras são fisicamente inativas; entre as jovens, mais de 80% são insuficientemente ativas. Como será daqui a 40, 50 anos?"

A professora faz parte de um grupo cada vez mais numeroso de pesquisadores que estão empenhados em encorajar sedentários a sair da poltrona sem que sintam que estão sofrendo algum tipo de "punição". Para evitar um revirar de olhos de quem se imagina numa visita à academia, os americanos criaram o termo *snack movements*, expressão que descreve movimentos ou exercícios fracionados.

Professora de epidemiologia e saúde da população da Stanford University, a médica Marcia Stefanick é a autora principal do estudo *What moves you? Physical activity strategies in older women* [O que faz você se mexer? Estratégias para a atividade física de mulheres mais velhas, em tradução livre].[38] Ela afirma que a melhor alternativa é esclarecer que as tarefas diárias contam como treino: "Temos que mudar a forma de pensar a atividade física. Jovens e idosos rechaçam o exercício programado por diferentes razões: os jovens, porque acham que nunca vão adoecer ou envelhecer. Os velhos, porque acreditam, erroneamente, que na sua idade já não conseguirão nenhum incremento. Portanto, depois de mostrar que tarefas diárias equivalem a treinos, a questão é integrá-las ao dia a dia de forma prazerosa. O segredo é se movimentar um pouco o tempo todo".

Michael Fredericson, professor de Stanford e especialista em medicina física e reabilitação, tem uma sugestão para animar os sedentários: "Divida a carga de exercício em diversos pequenos blocos de dez ou 12 minutos ao longo do dia; é o suficiente para estimular o metabolismo. Há várias opções, como subir um ou dois lances de escada, ir a pé ao supermercado, fazer uma pequena série de polichinelos ou de agachamento."[39] Na apresentação a que assisti, Fredericson ressaltou que não devemos nos limitar a um tipo de treino, e sim adotar um mix de aeróbica, resistência, força, equilíbrio e flexibilidade, porque tudo impacta na nossa capacidade de mobilidade. Para aprimorar o equilíbrio, ele garante que não há nada tão eficaz quanto o tai chi chuan, mas ensina que se equilibrar durante dez segundos numa perna só já faz muita diferença.

A ciência comprova que níveis moderados de exercício, mesmo aquém da orientação consagrada de 150 minutos semanais, já são benéficos. O *Journal of Neurology, Neurosurgery & Psychiatry* publicou uma pesquisa mostrando que as pessoas que realizam alguma atividade física em seu período de lazer apresentam um risco menor de sofrer um acidente vascular cerebral (derrame).[40] Foram analisados quinze estudos, envolvendo mais de 750 mil adultos cuja saúde havia sido monitorada em média por 10 anos e meio. Moral da história: não precisa sair correndo, basta dar o primeiro passo. Ou, como ensina Kelly McGonigal, psicóloga que atua na área de mudança comportamental e também professora de Stanford: escolha sua música preferida e faça um caraoquê de corpo inteiro, cantando e dançando.

# onze ALIMENTOS SÃO O MELHOR MEDICAMENTO

Um adulto jovem pode acrescentar uma década à sua expectativa de vida ao se afastar da típica dieta ocidental, que inclui carne vermelha e processada (como os embutidos), e optar por uma alimentação conhecida como *plant-based*, isto é, baseada em legumes, verduras, grãos e castanhas. Enquanto a longevidade de alguém na casa dos 20 aumenta mais de dez anos, na faixa dos 60, embora o ganho seja menor, não é nada desprezível: em média, oito anos. Foi o que mostrou o pesquisador Lars Fadnes, da Bergen University, na Noruega, com base em dados do *Global Burden Diseases* [Carga Global de Morbidade, em tradução livre],[41] estudo da carga global de doenças no mundo. Por meio de dados coletados por milhares de colaboradores, de mais de uma centena de países, é feito um levantamento sobre incapacidade e mortalidade em 204 nações e territórios.

Liderado pelo cardiologista Stephen Kopecky, da Mayo Clinic, outro estudo, publicado no *Journal of Nutrition*, apontava que a comida utilizada como "medicamento"[42] pode ser tão eficiente quanto os remédios para baixar o colesterol. Duas vezes por dia, os pacientes com hiperlipidemia (altos níveis de gordura na corrente sanguínea) ingeriam uma pequena porção de produtos formulados para baixar o LDL, conhecido como "colesterol ruim", que variavam de barras de chocolate a *smoothies* e eram feitos inteiramente de ingredientes naturais, como nozes, amêndoas, chia e *berries*. A formulação ainda trazia fibras, esteróis vegetais, ácidos graxos e antioxidantes. Em média, a taxas caíram 9% em trinta dias, com casos de redução de até 30%.

Em 2023, pesquisadores da faculdade de medicina de Harvard divulgaram um levantamento que reforça a relação entre um padrão alimentar saudável e a diminuição do risco de morte prematura. Os cientistas constataram que indivíduos que seguiam uma dieta balanceada apresentavam chances menores de morrer de câncer e doenças respiratórias ou cardiovasculares em comparação com os que comiam mal. O trabalho, publicado no *JAMA Internal Medicine*, utilizou dados de 75 mil mulheres e 44 mil homens, coletados durante 36 anos.[43]

"Os genes carregam a arma, o estilo de vida aperta o gatilho", resume o médico Michael Greger, autor de *Comer para não envelhecer: Conheça o poder dos alimentos capazes de retardar os efeitos do tempo na sua saúde.*[44] Para ilustrar seu raciocínio, ele diz que uma pessoa de 20 anos tem, em média, mais 57 anos de expectativa de vida. Isso equivale a 20 mil dias, ou meio milhão de horas, ou 1 milhão de meias horas. Foi assim que pesquisadores criaram o conceito de microvida: cada "janela" de trinta minutos de expectativa de vida dentro do milhão que nos cabe a partir da juventude. E comer um hambúrguer está associado à perda de uma microvida — o mesmo que fumar dois cigarros. No entanto, nunca é tarde demais, ele prega. Até mesmo pequenas mudanças entre os 45 e os 64 anos, como consumir cinco porções diárias de frutas, legumes e verduras, caminhar durante vinte minutos, manter um peso saudável e não fumar, resultam em redução substancial da mortalidade. "Estamos falando de um risco 40% menor de morrer nos quatro anos subsequentes", enfatiza.

Embora uma nutrição adequada contribua para intervir nos fatores de risco modificáveis para a doença coronariana, o desafio para que as pessoas mudem sua dieta continua enorme. Por isso foi essencial contar com a ajuda da nutricionista e especialista em gerontologia Renata Amorim, professora adjunta da Universidade Federal do Rio de Janeiro (campus Macaé), para escrever este capítulo. Em primeiro lugar, ela ensina que não se pode generalizar sobre uma dieta para idosos: "Trata-se de uma faixa etária ampla. Logo, ser ativo com 61 anos é diferente de ter 97 anos e diversas comorbidades. É importante avaliar a individualidade do sujeito, em relação à alimentação ou qualquer outro aspecto da sua saúde."

Como o processo de envelhecimento se dá desde o nascimento, a alimentação também será afetada pelo padrão que foi seguido ao longo da existência. "Não há uma virada de página só porque se chegou aos 60 anos. As mudanças ocorrerão a reboque de condições de saúde que demandem adaptações de acordo com as necessidades", resume. Para não chegar a um estado de fragilidade — ou, pelo menos, para retardá-lo ao máximo —, Amorim enfatiza: "Os bons hábitos devem ser construídos ao longo da vida para manter o máximo possível das funções, da capacidade física e cognitiva. E não há um ou dois alimentos milagrosos, e sim um padrão a ser adotado que possibilitará uma velhice mais ou menos saudável."

Guiados pela nutricionista, voltemos rapidamente às aulas de biologia sobre os grandes grupos alimentares, começando pelos carboidratos, que fornecem a maior parte da energia necessária para nossas atividades. Apesar de frutas, derivados do leite e do mel conterem carboidratos, são os pães, massas e açúcares que logo vêm à lembrança. "O ideal é consumir aqueles complexos, como cereais integrais, que têm a adição de fibras. É o que falamos para os pacientes: a fibra ajuda a 'varrer' o colesterol, tira seus resíduos da corrente sanguínea", explica.

Graças à ampliação de pesquisas no campo da longevidade, o grupo das proteínas vem ganhando cada vez mais relevância. Os aminoácidos são suas unidades básicas, e estão diretamente relacionados à manutenção da função muscular, fundamental para a independência e a boa performance física do indivíduo. Além das carnes em geral e dos ovos, não podemos esquecer as proteínas de origem vegetal, como feijões, lentilhas e grão-de-bico. Amorim ressalta que deveriam sempre fazer parte de todas as refeições, tanto nas grandes, como almoço e jantar, como nos lanches. Mesmo quem opta por algo leve à noite tem a opção de incluir uma fonte proteica, como leite ou queijo, e não basear a refeição apenas em carboidratos.

Já as gorduras se apresentam em dois grandes grupos: as saturadas, a serem evitadas por causa do risco cardiometabólico — como aquelas que aderem às carnes —, e as gorduras insaturadas. Nesse conjunto estão as vegetais, que vêm de azeites, óleos de boa qualidade, e de frutos secos e castanhas.

A recomendação da nutricionista é fazer no mínimo quatro refeições por dia, sem um longo intervalo entre elas. Um lanche à tarde, por exemplo, serve para aumentar as chances de ingerir frutas ao longo do dia. Sobre vitaminas e sais minerais, o ideal é que sejam obtidos por meio de legumes, verduras e frutas. Basta lembrar da imagem do "prato colorido", presente nos livros didáticos, e que continua valendo como referência de uma alimentação balanceada: arroz (de preferência integral), feijão, carne, legume, verdura e uma fruta de sobremesa.

Uma dieta com esse perfil é capaz de suprir as necessidades de uma pessoa, e a suplementação só é indicada quando há uma deficiência. "Muita gente pensa que utilizar polivitamínico vai ajudar a ter saúde. Não há evidência científica robusta que comprove isso, e sabemos que a biodisponibilidade, ou seja, a capacidade de o organismo absorver os nutrientes, é mais eficiente com um alimento do que com um suplemento", acrescenta.

Quando a gente envelhece, eventualmente faz trocas que não são vantajosas. Uma delas é lanchar em vez de jantar. Como explicou a professora Renata Amorim, você pode estar se privando de uma refeição nutricionalmente rica ao optar por um lanche com produtos industrializados e pobres em nutrientes. Um dos motivos são as alterações fisiológicas, como a questão da digestibilidade: uma refeição típica do almoço talvez não caia bem à noite. Medicamentos de uso contínuo também interferem na tolerância aos alimentos, mas há estratégias para manter a qualidade do que se come.

Ela sugere que não se abra mão do feijão, que é nutricionalmente rico e já faz parte da cultura do país. Para diminuir seu potencial de produzir gases e dificultar a digestão, vale deixar de molho na véspera antes de cozinhar. Para quem prefere lanchar à noite, certifique-se de que a refeição será rica, com, por exemplo, pão integral, ovos, queijo branco e até hortaliças. O cálcio, presente nos derivados do leite, é importante para a saúde dos ossos e não pode ser esquecido. Além disso, opte por sucos com frutas *in natura* e uma hortaliça, para atender mais facilmente às necessidades de vitaminas e minerais do organismo.

Inapetência é um quadro recorrente entre idosos e pode estar ligada à diminuição do paladar e do olfato, alteração que ocorre na velhice. Daí a procura por condimentos artificiais, comuns em ultraprocessados. A saída é o uso de temperos naturais, e a lista é enorme: coentro, salsa, cebolinha, alho e cebola, alfavaca, manjericão, manjerona etc. Considere cultivá-los em casa, em vasinhos.

Faça uma avaliação da sua saúde intestinal, para checar se está sofrendo por causa de um desequilíbrio conhecido como disbiose, eventualmente de origem medicamentosa e/ou por um padrão alimentar inadequado. Há formas de minimizar esse quadro.

Toda vitória, mesmo que modesta, deve ser festejada: uma pequena perda de peso; a evolução de exames bioquímicos, como colesterol e triglicerídeos; ou, ainda, maior mobilidade e disposição no dia a dia. "Todos são desfechos muito positivos para a saúde e melhoram a qualidade de vida, que é o que, em última instância, buscamos", incentiva.

Amorim afirma que a educação nutricional é um processo longo, que depende da troca entre paciente e nutricionista: "Cada um carrega uma história, uma cultura, crenças, tabus e preferências. Portanto, para mudar um padrão alimentar, é preciso criar um vínculo com a pessoa e dar orientações que façam sentido. De que adianta um plano com produtos que o idoso pode rejeitar por não conhecer? Eles têm que ser validados se farão parte do seu cotidiano. O que vale para o exercício vale para a comida: o ideal é criar bons hábitos o quanto antes, mas mudanças sempre farão diferença, não importa se aos 60, 70, 80 ou 90 anos."

Apesar de todos os alertas sobre os riscos dos ultraprocessados, esse tipo de produto está presente no cardápio de praticamente toda a população mundial. Segundo o *New York Times*,[45] nos Estados Unidos, por exemplo, eles correspondem a 67% das calorias consumidas por crianças e adolescentes. Para entender melhor o assunto, vou apelar para a Nova, uma tabela de classificação de alimentos baseada em seu nível de processamento, que vem sendo adotada pelos pesquisadores. São quatro categorias:

1. **Alimentos não processados ou minimamente processados:** os primeiros são aqueles in natura, aos quais temos acesso da maneira como vêm da natureza, como ovos, frutas e vegetais frescos. O segundo

grupo abrange os que precisam de algum processamento para chegar ao consumidor, mas sem a adição de ingredientes ou transformações que os descaracterizem. Aí entram feijões, lentilha, farinha, massas, leite pasteurizado, carnes resfriadas ou congeladas, café, chá, ervas e especiarias.

2. **Ingredientes culinários processados:** são substâncias extraídas de alimentos do primeiro grupo por procedimentos como prensagem, centrifugação e concentração, sendo transformadas em óleos para cozinhar, manteiga, açúcar, mel, vinagre, sal.
3. **Alimentos processados:** são os que combinam a primeira e a segunda categorias. Os alimentos minimamente ou não processados são modificados por meio de métodos relativamente simples, como fermentação ou cozimento no forno, que poderiam ser realizados numa cozinha doméstica. Nesse grupo estão pães assados e a maioria dos queijos.
4. **Alimentos ultraprocessados:** são resultado do uso de ingredientes que não encontraríamos em nenhum supermercado, como óleos hidrogenados, frutose de milho ou concentrado de proteínas. Contêm emulsificantes para se tornarem uma mistura homogênea, espessantes, corantes e aromatizantes para se transformarem em algo atraente e palatável. A lista é interminável e abarrota as prateleiras dos supermercados: refrigerantes, bebidas energéticas, biscoitos, salsichas, macarrão instantâneo, misturas para preparar sopas e sobremesas, *nuggets*, *chips*, salgadinhos, cereais para o café da manhã e por aí vai.

"Se a lista de ingredientes tem coisas que você não usaria para cozinhar, provavelmente o alimento é ultraprocessado", ensinou Brenda Davy, professora de nutrição na Virginia Tech, em reportagem publicada no *New York Times*.

Os ultraprocessados entraram na categoria de vilões como resultado de inúmeros estudos observacionais, nos quais pesquisadores fizeram um levantamento dos hábitos alimentares das pessoas e as monitoraram por anos. Numa revisão de diversos deles publicada em 2024, que abrangia quase 10 milhões de indivíduos, os cientistas conseguiram associá-los a 32 problemas de saúde.[46] Havia evidências robustas para sua relação com doença coronariana, diabetes tipo 2 e distúrbios mentais como ansiedade e depressão. O fato de serem acessíveis, baratos e de fácil preparo os ajudou a substituir opções mais saudáveis, mas você pode interromper esse círculo vicioso.

# doze ENCARE O SONO COMO UMA POÇÃO MÁGICA

O cientista e pesquisador Marc Milstein, autor de *O cérebro à prova do tempo: Novas estratégias para impulsionar a memória; fortalecer a imunidade e prevenir o declínio cognitivo*, afirma que aprendemos muito nos últimos vinte anos, o suficiente para saber que o declínio cognitivo está fortemente associado ao estilo de vida.[47] Portanto, as escolhas que fazemos têm a maior relevância para nosso futuro. Milstein fez a sua: passou a se empenhar para garantir noites reparadoras. "Algo interessante acontece quando dormimos: o cérebro se retrai, é como se encolhesse. O processo elimina resíduos tóxicos, que são carregados pelo sistema glinfático", explicou.

Para usar uma imagem de fácil compreensão, é como se alguém apertasse uma esponja e a sujeira descesse ralo abaixo. No entanto, precisamos não apenas de um número suficiente de horas de descanso, mas também de um ambiente de escuridão, porque qualquer fonte de luz, por menor que seja, interfere na capacidade de o cérebro atingir os estágios mais profundos do sono. O pesquisador defende que as crianças não deveriam acordar cedo para ir à escola e enfatiza que remédios para dormir não são a solução: "Esse tipo de medicamento impede o processo de limpeza e, a longo prazo, causa danos."

A necessidade de dormir na mais completa escuridão foi objeto de estudo da Northwestern University, que monitorou noites de sono de voluntários expostos a um pequeno grau de claridade.[48] O resultado: mesmo moderada, a exposição à luz prejudicava a função cardiovascular e aumentava a resistência à insulina. Uma única noite com o quarto fracamente iluminado foi capaz de alterar a regulação cardiovascular e da glicose no organismo. A investigação provou que os batimentos cardíacos aceleravam e os indivíduos apresentavam resistência à insulina pela manhã. Os participantes não tinham conhecimento das alterações que ocorriam à noite, mas os cientistas comprovaram os distúrbios.

No livro *O bom da idade*, o neurocientista Daniel Levitin afirma que descobertas recentes sobre mudanças nas ondas cerebrais e na química do sono sugerem uma abordagem diferente dessa atividade humana fundamental.[49] "A privação de sono faz mal em qualquer idade. Talvez você tenha lido que 'gente de idade' não precisa dormir tanto quanto os jovens e que bastam umas quatro ou cinco horas de sono por noite. Esse mito foi recentemente desmascarado por Matthew Walker, da California University, em Berkeley. Não é que precisemos de menos horas de sono ao envelhecer — é que as mudanças no cérebro decorrentes do envelhecimento dificultam que os idosos durmam o quanto precisam", crava.

A cada novo trabalho sobre o assunto, mais a comunidade científica se convence de que dormir é uma arma poderosa que o organismo tem para preservar a saúde. Em outro estudo, publicado na revista científica *PLOS Genetics*,[50] pesquisadores relataram que células do sistema imunológico, responsáveis por "limpar" uma proteína que se acumula no cérebro de pacientes com a Doença de Alzheimer, obedecem ao ciclo circadiano — o período de 24 horas durante o qual nosso relógio biológico interno regula o metabolismo. Entre os fatores que perturbam o ciclo circadiano estão ir para a cama tarde, insônia, uso de medicamentos, mudanças de rotina e de fuso horário. Portanto, zelar pelo descanso vai facilitar o trabalho dessas células protetoras.

Quando entrevistei para meu blog o médico otorrinolaringologista Edilson Zancanella, professor da Unicamp, ele foi assertivo: na sua avaliação, vivemos uma "pandemia de insônia", com o agravante de que a maioria das pessoas, quando procura um especialista, pede um remédio para apagar, sem querer mudar os hábitos que compõem a higiene do sono. "Costumo dizer aos pacientes: 'Você quer que eu instale um botão de liga/desliga, mas ele não vem no equipamento de fábrica e não vai ser possível.' Na verdade, uma das formas mais adequadas para lidar com o problema é a terapia cognitivo-comportamental", disse.[51]

Recentemente, a Academia Americana de Medicina do Sono lançou uma campanha para conscientizar os norte-americanos sobre a importância de dormir para garantir o bem-estar.[52] De acordo com os Centros de Controle e Prevenção de Doenças [CDC, na sigla em inglês], um em cada três adultos daquele país descansa menos de sete horas por noite.[53] "Sabemos que a privação crônica do sono está associada a um quadro de prejuízo para o estado geral de qualquer indivíduo, diminuindo sua imunidade e aumentando o risco do surgimento de inúmeras doenças. Além disso, interfere na regulação do humor e da saúde mental", afirmou Jennifer Martin, professora na faculdade de medicina da California University, em Los Angeles.

A atriz Jennifer Aniston, a inesquecível Rachel de *Friends*, compartilhou com os fãs que o problema a acompanha há décadas, mas que demorou para procurar um médico: "Eu me dei conta de que estava letárgica, comendo mal, sem vontade de me exercitar e com grandes olheiras."[54]

Seguem dez recomendações dos especialistas em higiene do sono:

1. Exercite-se durante o dia, mas não nas duas horas que antecedem a ida para a cama.
2. Não tire sonecas durante o dia.
3. À noite, evite cafeína e álcool. Refeições pesadas e excesso de líquidos também atrapalham.
4. Crie uma rotina para desacelerar à noite. Tome um banho morno, ouça música relaxante, leia um livro.
5. Se possível, diminua a temperatura ambiente do quarto.
6. Não deixe luzes acesas no cômodo. Feche as cortinas, instale *blackouts* e use uma máscara se precisar.
7. Nada de aparelhos eletrônicos, como celulares e tablets, perto da cama. Assista à TV apenas na sala.
8. Invista no conforto: colchão e travesseiros de qualidade fazem toda a diferença.
9. Visualize coisas ou lugares que façam você feliz.

10. Utilize o método de relaxamento criado pelo médico Andrew Weil conhecido como 4-7-8, que consiste no seguinte:
    - Coloque a língua delicadamente atrás dos dentes superiores.
    - Solte todo o ar pela boca.
    - Em seguida, inspire pelo nariz, num total de quatro segundos.
    - Segure a respiração durante sete segundos.
    - Expire pela boca durante oito segundos, fazendo um som como *shuuuu*, até que todo o ar tenha sido expelido.
    - Repita o processo quatro vezes.
    - Não se preocupe se não conseguir segui-lo à risca, caso falte fôlego: vá no seu ritmo! Quem se interessar pode assistir ao vídeo no qual ele próprio ensina a técnica, no endereço https://www.youtube.com/watch?v=p8fjYPC-k2k.

# treze ABUSO DE SUBSTÂNCIAS: QUANDO A FATURA CHEGA

Os *baby boomers*, aqueles nascidos entre 1946 e 1964, viveram uma revolução dos costumes que incluiu o uso de drogas. Envelheceram, mas, de acordo com o psicólogo Keith Humphreys, professor de ciências comportamentais e pesquisador na área de adicção da Stanford University, o traço geracional permaneceu: "Eles não abandonaram seu comportamento da juventude."[55] A geração que experimentou de tudo, e parece continuar valorizando as transgressões, agora se vê às voltas com um leque de medicamentos e seus efeitos adversos. Para alguns, a fatura chegou.

Não há dados sobre drogas ilegais que tracem um panorama acurado da realidade, especialmente nas faixas sociais abastadas, mas eles abundam quando o assunto é bebida. Um em cada quatro brasileiros (23,7%) acima dos 60 anos consome álcool. Desses, 6,7%, o equivalente a 2 milhões, relatam ingerir diversas doses com frequência — o consumo se configura excessivo com quatro ou mais doses numa única ocasião para mulheres e cinco ou mais para os homens. No caso brasileiro, pior: 3,8% bebem, durante uma semana, de sete a catorze drinques. Os dados são resultado de pesquisa conduzida pela Unifesp, publicada nas revistas científicas *Substance Use & Misuse* e *BMJ Open*.[56]

Nos Estados Unidos, as autoridades também estão alarmadas com o consumo de álcool por idosos. O número de mortes relacionadas com a substância entre 2020 e 2021 ultrapassou 178 mil, segundo dados dos CDC.[57] Os maduros são mais propensos a beber com frequência que os jovens, e houve redução da diferença de gênero. As mulheres que conquistaram espaço no mundo dos negócios foram cooptadas pelo padrão corporativo, no qual o álcool serve para fechar negócios, celebrar conquistas ou simplesmente relaxar depois de uma jornada extenuante — portanto, as sessentonas bebem mais que suas mães e avós.

O isolamento provocado pela pandemia alavancou o consumo de álcool para lidar com o estresse da situação. No entanto, continuar bebendo o mesmo volume da juventude tem consequências desastrosas na velhice. Além de estar ligado a doenças hepáticas, o álcool agrava doenças cardiovasculares e renais, e está relacionado a diversos tipos de câncer — pelo menos sete são diretamente vinculados à ingestão de bebida: boca, laringe, faringe, esôfago, fígado, mama e colorretal. A interação com medicamentos de uso contínuo pode ter efeitos adversos. Por último, mas não menos importante: uma vez que o equilíbrio é afetado, o risco de quedas aumenta.

Em 2022, pesquisadores da Pennsylvania University analisaram dados de mais de 36 mil adultos e comprovaram uma associação entre beber de forma leve a moderada e a redução do volume do cérebro.[58] Conforme aumentava o consumo de álcool, a relação de causa e efeito ia se tornando cada vez mais evidente. Indivíduos na faixa dos 50 anos que passaram de uma dose diária (o equivalente a meia cerveja) para duas (meio litro de cerveja ou uma taça de vinho) haviam sofrido alterações no cérebro que correspondiam a dois anos de envelhecimento. Para quem pulara de duas para três doses, o ônus era maior: três anos e meio de envelhecimento.

A descoberta vai na contramão das diretrizes divulgadas pelo governo norte-americano sobre os limites seguros para beber. Em muitos países, recomenda-se, para as mulheres, o limite de um drinque por dia, enquanto para os homens seriam dois. Estudos anteriores não deixavam dúvida sobre a associação entre o consumo pesado e danos à saúde cerebral, mas a ingestão moderada não era julgada nociva. Na verdade, havia até uma indicação de que, de forma comedida, poderia beneficiar o cérebro dos mais velhos.

A diferença é que nenhuma outra pesquisa examinara um banco de informações tão volumoso. Os pesquisadores usaram o UK Biobank, que reúne dados de saúde de meio milhão de britânicos, e analisaram exames de ressonância magnética de mais de 36 mil pessoas, capazes de calcular o volume de substância branca e cinzenta de diferentes áreas do cérebro.[59] Os participantes responderam a um questionário sobre a quantidade de álcool que ingeriam, numa escala que ia da abstenção total a mais de quatro drinques por dia. Passar de abstêmio a uma dose diária equivalia a seis meses de envelhecimento; a variação de zero para quatro ou mais correspondia a somar dez anos na idade biológica.

E compartilho uma história que considero inspiradora. Em maio de 2015, aos 63 anos, Janet Gourant parou de beber, depois de décadas de consumo pesado. "Eu era uma alcóolatra funcional, que trabalhava e cuidava da família, e não reconhecia que tinha um vício", conta. No entanto, em três episódios se deu conta de que não tinha o controle da situação. No primeiro, por volta dos 25 anos, perdeu os sentidos no banheiro e, ao acordar no hospital, não recordava o que havia ocorrido. Aos 50, ao enfrentar um câncer de mama, descobriu que o álcool tinha aumentado substancialmente o risco da doença.

Já na casa dos 60, viveu sua experiência mais chocante: "Foi numa viagem de fim de semana com amigos que também bebiam muito, do tipo começar com champanhe no café da manhã e só encerrar a jornada etílica à noite. No domingo, sugeri de irmos a um vilarejo que, na verdade, tínhamos visitado no sábado. Ou seja, apesar de estar falando e andando, eu experimentara uma espécie de blecaute, e havia perdido oito horas do dia anterior", lembra.

Morando na África do Sul, ela não se identificou com nenhuma rede de apoio no país, mas encontrou ajuda num grupo na Inglaterra e acabou criando seu próprio método: o *Tribe Sober*,[60] cujo link está nas referências. Janet afirma que estar sóbrio "é um superpoder" e que parar de beber é para os rebeldes que não querem ser ovelhas do rebanho ("Não seja uma ovelha, seja um rebelde", é seu lema). Aqui estão os oito erros que ela afirma ter cometido e que devem ser evitados. Na sequência, os oito conselhos para dar outro rumo à sua vida:

- **Erro 1:** esperar chegar ao fundo do poço. Janet diz: "Eu sabia que tinha um problema, mas vivia em negação, porque conseguia desempenhar as tarefas do dia a dia. Para mim, alcoólatra era a pessoa que havia perdido tudo e morava na rua — o que não era o meu caso. Mas estava errada."
- **Erro 2:** acreditar na moderação. "Perdi uma década na armadilha da moderação, achando que poderia estabelecer um limite de drinques por semana. Tentei, falhei e constatei que tinha me tornado uma dependente", ensina.
- **Erro 3:** medo do fracasso. "Eu não dava o primeiro passo porque acreditava que ia falhar, que seria impossível largar a bebida. Será que seria tão mais difícil parar do que tentar controlar as doses que tomava?", provoca.
- **Erro 4:** preocupar-se com os outros. "A pressão do grupo pode desestabilizar. Meu temperamento é introvertido e gosto de agradar às pessoas, não conseguia me ver fora do rebanho."
- **Erro 5:** ser influenciado pelo marketing. "Quando era uma adolescente, achava que tomar uns drinques era o máximo. Depois o vinho ganhou o status de bebida para se curtir com colegas de trabalho, amigos e a família. Ao me aposentar, passei a ter mais tempo para beber."
- **Erro 6:** esperar que a felicidade caia sobre sua cabeça. "Contei com o álcool para me sentir bem durante tanto tempo que o organismo se ressentiu quando parei. Nos meus primeiros meses de sobriedade, fiquei na expectativa de me sentir feliz só porque estava sóbria, mas na realidade não havia mudado nada na minha vida."
- **Erro 7:** ficar deprimido com a ideia de uma vida abstêmia. "Minha saúde exigia uma decisão, mas eu relutava diante do cenário sem álcool. Não imaginava como socializaria ou me divertiria sem a bebida."
- **Erro 8:** tentar parar sem ajuda. "Tinha vergonha e queria resolver o problema sozinha, sem pedir ajuda ou me juntar a uma comunidade."

Oito conselhos para seguir em frente e não desistir:

- **Dica 1:** comece agora! A dependência do álcool é como um elevador que só desce. Quanto mais o tempo passa, pior.

- **Dica 2:** esqueça a moderação. Se você tivesse controle, já teria parado.
- **Dica 3:** a estratégia é focar o progresso. Há diversos "primeiros dias"; o importante é continuar tentando: uma semana, duas semanas, trinta dias, seis meses, um ano sem beber.
- **Dica 4:** tenha seus motivos na ponta da língua. Quando perguntarem, responda sem titubear: "Estou sem beber porque não durmo bem/estou com minhas taxas alteradas/está afetando minha rotina de exercícios." Tenha em mente que, além de não ter que dar satisfações, não é sua responsabilidade fazer os outros se sentirem confortáveis.
- **Dica 5:** mude a forma como encara a bebida. Suas crenças sobre o álcool têm que ser "zeradas". Você realmente precisa de um drinque para se divertir, relaxar, ou achar consolo no fim de um dia difícil? Que outras atividades poderiam substituir essa necessidade?
- **Dica 6:** reconfigure sua vida. Quando se deixa de beber, não dá para manter tudo como era antes. Você precisa mudar rotinas, ter novos interesses, participar de grupos que não sejam dependentes de álcool.
- **Dica 7:** anime-se com a oportunidade de mudar! Sua aparência vai ganhar viço, você vai se sentir e dormir melhor.
- **Dica 8:** ache sua tribo. Conectar-se com outras pessoas nessa jornada fará você ter consciência de que não está sozinho. Cerca de 20% dos consumidores sociais de álcool se tornam dependentes ao longo dos anos. Não se trata apenas de alívio, é bem mais que isso: prepare-se para descobrir seu superpoder!

# catorze CHECK-UPS E VACINAS SÃO PODEROSOS ALIADOS

Na abertura da seção sobre saúde, me referi ao cirurgião oncológico Peter Attia, que nos conclama a derrotar os quatro cavaleiros do apocalipse. A síndrome metabólica é um fantasma a partir da meia-idade, compondo um quadro no qual os pacientes apresentam pressão alta, nível de glicose e colesterol elevados, além de gordura abdominal. Essa é uma condição às vezes subestimada, que leva ao diabetes e favorece o surgimento de doenças cardíacas — praticamente um abre-alas para os tais cavaleiros do apocalipse! Attia alerta para alguns indicadores que devem chamar sua atenção:[61]

- Pressão arterial elevada: maior que 130/85.
- Níveis altos de triglicerídeos: acima de 150 mg/dL.
- Níveis baixos de colesterol HDL: menor que 40 mg/dL para os homens e 50 mg/dL para as mulheres.
- Adiposidade central (circunferência da cintura): acima de 100 cm para homens e 90 cm para as mulheres.
- Glicemia em jejum elevada: acima de 110 mg/dL.

Tendo passado pelos capítulos sobre exercício, alimentação e sono, você sabe que prevenir é melhor do que remediar, por isso não deve temer os check-ups periódicos. Perdi uma querida amiga que tinha tanto medo dos exames de rotina — "Quem procura, acha", dizia em tom de piada — que o diagnóstico do câncer que a levou veio tarde demais. Tenha um médico de confiança que avalie seu quadro de saúde de uma forma global: pode ser um geriatra ou um clínico geral, mas conheço gente que transforma o cardiologista ou endocrinologista em ponto focal para o eventual encaminhamento para outros especialistas.

A colonoscopia talvez seja o exame que provoca mais ansiedade. Os motivos? Desconhecimento, preconceito, medo — de passar mal durante o preparo (que realmente não é agradável) ou sentir dor (o que não acontece). São fatores que levam muita gente a postergar o procedimento ou mesmo a evitá-lo quando ele deveria estar na agenda dos cuidados com a saúde para quem passou dos 45 anos. Trata-se de uma avaliação do intestino grosso que tem como objetivo diagnosticar infecções, pólipos e tumores. Com o paciente sedado, é introduzido pelo ânus um colonoscópio, tubo flexível com apenas 1 centímetro de diâmetro com uma minicâmera na ponta. O aparelho é guiado até a parte inicial do intestino grosso, o ceco, onde fica a ligação com o intestino delgado, ou até o íleo terminal, parte final do intestino delgado. As imagens registradas pela câmera são reproduzidas num monitor e gravadas.

Quando entrevistei a médica coloproctologista Clarisse Casali, especialista pela Sociedade Brasileira de Coloproctologia, ela afirmou que a indicação do procedimento a partir dos 45 anos é uma orientação que existe desde 2018 e foi reforçada em 2021 mediante um protocolo norte-americano. Quando há caso de câncer de intestino na família, a recomendação é antecipar para os 40 anos, ou dez anos antes da idade em que foi feito o diagnóstico da primeira pessoa a adoecer. Quando são encontrados pólipos, crescimentos anormais da parede do intestino que causam protuberâncias e podem, dependendo do tipo de célula, estar associados ao câncer de intestino, eles são retirados e mandados para biópsia. A recomendação é repetir o exame a cada cinco anos, mas o prazo varia no caso da presença de pólipos, de acordo com o tamanho e o tipo.[62]

A maior parte já se deu conta da importância dos exames clínicos e de imagem, incluindo os específicos para homens e mulheres. Como o segundo grupo é normalmente mais cuidadoso com seus preventivos, faço apenas um lembrete: o câncer de próstata, o segundo mais comum entre os homens e a quinta principal causa de morte por câncer na população masculina, tem como principal fator de risco a idade, com 75% dos casos ocorrendo a partir dos 65 anos.[63]

Gostaria de chamar atenção para dois check-ups que não são tão valorizados, embora ambos sejam da maior relevância. O primeiro é o oftalmológico, que deve ser realizado anualmente. Acima dos 75 anos, mais de 70% das pessoas têm catarata e, segundo a Sociedade Brasileira de Oftalmologia, surgem cerca de 550 mil novos casos por ano.[64] O sintoma que logo chama a atenção é a visão nublada, ou embaçada, com a sensação de estar fora de foco, porque o cristalino vai se tornando opaco. Ele funciona como uma lente atrás da íris, e sua transparência permite que os raios de luz alcancem a retina para formar a imagem.

O processo de esclerose do cristalino varia, mas pacientes diabéticos formam parte do grupo de risco, já que a hiperglicemia é comprovadamente um fator desencadeador da catarata. O uso contínuo de cortisona e a exposição indiscriminada ao sol podem facilitar o surgimento da doença. Estudos comprovam que a cirurgia para a retirada da catarata diminui em 30% o risco de demência na população idosa.[65] No sistema privado, é possível aproveitar a intervenção e corrigir miopia, hipermetropia, astigmatismo e presbiopia, mas, quanto mais sofisticadas forem as lentes para esse combo de soluções, mais caro o procedimento.

Em 2021, num exame de rotina, fui diagnosticada com uma catarata incipiente. Decidi acompanhar a evolução do quadro, até começar a notar um pequeno embaçamento da visão. Apesar de as cataratas em ambos os olhos estarem no estágio inicial, enfatizo a conveniência de fazer logo o procedimento: quanto mais demorar, mais esclerosado vai ficando o cristalino.

Também não há necessidade de dar um longo intervalo entre as cirurgias. Eu tinha 2,5 graus de presbiopia; astigmatismo (0,75 no olho direito e 1,25 no esquerdo); e hipermetropia (1,75 no direito e 2 no esquerdo). A facectomia com implante de lente intraocular do olho direito aconteceu em 12 de julho de

2023; a do olho esquerdo, no dia 2 de agosto, num intervalo de três semanas. Quarenta dias depois de fazer a segunda cirurgia, fiquei com um astigmatismo residual de 0,25 e aposentei os óculos.

A escolha da lente intraocular depende do orçamento, mas pense nisso como um investimento para garantir sua independência. Optei por uma trifocal, ou seja, com foco para visão de perto, intermediária e de longe. O único inconveniente é que, à noite, sinais de trânsito e faróis de carros ficam com um halo semelhante ao que ocorre em dias de chuva, mas foi minha opção, porque a prioridade era me livrar dos óculos.

A técnica da facoemulsificação é realizada com ultrassom, mas é possível utilizar o laser para amolecer e fragmentar o cristalino, tornando o procedimento ainda mais rápido. O problema é o custo, não reembolsado pelos planos de saúde. Depois de aspirar o cristalino, o cirurgião insere a lente dobrada, que se abre dentro do olho. Embora já enxergasse bem ao voltar da sedação, a visão vai melhorando significativamente com o passar dos dias. Não usei nenhum tipo de tampão para cobrir o olho operado, apenas óculos escuros. Aliás, indispensáveis, porque sofremos com um certo grau de fotofobia nos primeiros dias. Infelizmente, muitas dessas opções não estão disponíveis para boa parte da população. No Sistema Único de Saúde (SUS), quase 170 mil esperam por uma cirurgia de catarata e não têm acesso a lentes de última geração.[66]

Exames oftalmológicos também vão checar degeneração macular e glaucoma. Causado por uma alteração na pressão intraocular, o glaucoma é o principal fator de cegueira irreversível no mundo, e no Brasil há cerca de 1,5 milhão de casos comprovados.[67] O maior problema é a demora no diagnóstico, porque, além de não ter cura, é uma doença silenciosa. Como a perda da visão ocorre da periferia para o centro, a pessoa continua enxergando bem em linha reta e não percebe que o campo periférico está sendo afetado. O risco aumenta de sete a oito vezes quando se tem um parente de primeiro grau com o problema.

Sem dúvida, porém, o check-up mais negligenciado é o da audição. Quando entrevistei a otorrinolaringologista Milene Bissoli, com doutorado realizado na Sheffield University e na USP, ela foi assertiva: deixar de ouvir é o principal fator de risco para a demência que pode ser prevenido isoladamente.

No entanto, o estigma em relação aos aparelhos para surdez faz com que muitos adiem ou até descartem seu uso, apesar das evidências que ligam a perda da audição ao declínio cognitivo. O caso é tão sério que o FDA, o equivalente da Anvisa nos Estados Unidos, liberou a venda de próteses em farmácias, sem receita médica — o órgão calcula que apenas um quinto dos 30 milhões de norte-americanos com problemas auditivos consegue ajuda. Já no Brasil, o SUS oferece tratamento, mas não alcança os cerca de 10 milhões com algum tipo de deficiência. "A audiometria é simples e não invasiva. Deveria fazer parte do check-up, como os exames de sangue, a mamografia ou a colonoscopia", disse a especialista.[68]

A alteração do processamento auditivo central começa por volta dos 40 anos. Ainda não se trata da perda auditiva propriamente dita, mas a capacidade de filtrar o ruído fica alterada. Não precisamos aumentar o volume da televisão, mas percebemos que não conseguimos acompanhar a conversa num almoço de família ou num bar, por exemplo. Quando se trata de envelhecimento, a cirurgia não é possível; em 99% dos casos, a indicação é de aparelho.[69] Seu uso impede a alteração das conexões neurais e evita que o processamento de informações seja afetado. Nosso cérebro é feito de conexões, e, num quadro de surdez, certas áreas começam a se conectar menos. Com o tempo, a pessoa passa a ter dificuldades de compreensão e fala.

Chegou a vez da pele, o maior órgão do corpo, que merece cuidado redobrado na velhice. Não me refiro a intervenções estéticas, e sim ao fato dc que a exposição a muitos agentes externos torna o órgão o candidato a um check-up anual. Embora o câncer de pele seja o mais frequente no Brasil e corresponda a 30% de todos os tumores malignos registrados no país, tem altos percentuais de cura, se detectado e tratado precocemente.[70]

A maior preocupação é com o melanoma, tumor que tem origem nos melanócitos, as células que produzem melanina. Representa apenas 4% dos casos de câncer de pele,[71] mas tem uma grande capacidade de produzir metástases e se espalhar para outros órgãos, como fígado, pulmões e o cérebro. Quase sempre surge como uma lesão cutânea enegrecida, ou como uma parte enegrecida e outra de várias cores. A maioria dos casos ocorre nas costas, cabeça, pescoço e couro cabeludo. Pode acometer qualquer pessoa, mas é mais frequente em homens idosos e calvos, que sofreram danos causados pelo sol.

Há também melanomas que surgem nas unhas, pés e palmas das mãos e nem sempre são percebidos. Os principais fatores de risco são casos na família ou quando a própria pessoa já teve câncer de pele; presença de mais de cinquenta nevos (pintas ou sinais comuns) ou de nevos atípicos, com pigmentação muito irregular; exposição excessiva ao sol e episódios de queimadura solar; ter pele clara, olhos azuis, cabelos claros ou ruivos.

A busca de sinais suspeitos deve obedecer à Regra do ABCDE,[72] que descreve as características do melanoma inicial:

- **Assimetria:** a forma de uma metade do sinal não corresponde à outra metade.
- **Bordas irregulares:** as bordas podem ser entalhadas, mal definidas ou mal delimitadas.
- **Cor desigual:** tons de preto e marrom podem estar presentes, assim como áreas de branco, cinza, vermelho, rosado ou azul.
- **Diâmetro:** há uma mudança no tamanho, geralmente um aumento. Os melanomas podem ser pequenos, mas a maioria tem mais de 6 milímetros de diâmetro.
- **Evolução:** o sinal apresenta modificações de cor, tamanho, forma e espessura ao longo do tempo.

Apesar de boa parte da geração acima dos 60 não ter usado filtro solar na infância — grupo no qual me incluo —, hoje existe um arsenal que vai de protetores para todos os tipos de pele a chapéus, bonés e roupas com proteção contra os efeitos nocivos dos raios ultravioleta. Entre os fotodanos, como são chamados os estragos provocados pela exposição, estão as melanoses solares, conhecidas popularmente como manchas senis.

Hidratação é fundamental, ainda mais porque os idosos têm a pele desidratada, com menor oleosidade e elasticidade. A escolha deve recair sobre cremes com maior poder oclusivo (para permanecerem no tecido) e hidroscópico (capazes de reter a água). No quesito banho, o ideal é optar pela água morna, na temperatura do corpo, e nunca por tempo prolongado. Os sabonetes líquidos que disponham de um sistema de higienização menos agressivo são os indicados.

Embora não esteja no rol dos check-ups, a ida regular ao dentista deveria fazer parte da rotina de todos. A periodontite afeta principalmente os adultos e se caracteriza pela placa bacteriana que vai aderindo à linha das gengivas, atacando primeiro a região e depois os ossos que sustentam os dentes. Estudos já apontaram a relação entre a doença periodontal e o surgimento de hipertensão e Doença de Alzheimer, assim como o desenvolvimento de câncer de fígado.[73]

Para o pesquisador Gustavo Giacomelli Nascimento, professor associado da Duke-NUS Medical School e investigador do Centro Nacional de Pesquisa em Saúde Bucal de Singapura, ainda não há evidências robustas que nos permitam estabelecer uma relação causal entre essas condições. Entretanto, ele alerta que tais doenças compartilham fatores de risco comuns, como fumo, sedentarismo, dieta rica em alimentos ultraprocessados e altos níveis de estresse, entre outros. "A comunidade científica aceita a hipótese de que a doença periodontal pode estar ocorrendo concomitantemente a outras doenças crônicas — e não necessariamente as causando — por colapso ou deterioração de estruturas ou funções comuns em diversos sistemas, como o imunológico ou vascular, induzidos e/ou acelerados por predisposição genética, exposição a hábitos e condições ambientais prejudiciais", explica.

Eu não poderia deixar de abordar as vacinas como grandes aliadas da longevidade. O nome complicado, imunossenescência, traduz mais um aspecto do envelhecimento: o sistema imune vai se alterando com o passar dos anos e se tornando menos eficaz no combate aos "invasores", como vírus e bactérias. O site da Sociedade Brasileira de Imunizações traz o calendário das vacinas em todas as etapas da vida. Basta clicar em "idoso" e ter acesso à lista completa. Infelizmente, nem todas estão disponíveis no Programa Nacional de Imunizações.[74]

Posso oferecer um exemplo simples: a vacina contra difteria e tétano, disponível nas unidades de saúde, tem que ser tomada a cada dez anos. As pessoas se esquecem e se arriscam. Saem de férias, às vezes se cortam ou sofrem algum outro tipo de ferimento e pensam que ao procurar o pronto-socorro estão a salvo, mas a aplicação leva dez dias para fazer efeito, ou seja, o processo infeccioso pode não ser detido a tempo.

A vacina que protege as crianças contra a catapora faz parte do calendário básico de saúde infantil, mas, para quem cresceu antes desse avanço e contraiu a doença quando pequeno (como eu), as chances de ter herpes-zóster aumentam com a idade. O vírus se chama Varicela-zóster e pode atacar em qualquer faixa etária, mas é mais comum em indivíduos a partir da meia-idade e com baixa imunidade. Na faixa dos 80 anos, há 50% de possibilidade de desenvolver o quadro.[75] Ele não abandona o organismo de quem teve catapora; é como se ficasse "adormecido" por anos ou décadas, mas está latente.

Os primeiros sintomas podem ser formigamento e manchas vermelhas, acompanhados de febre, dor de cabeça e uma sensação de mal-estar. Em seguida, surgem vesículas (com líquido dentro) que vão se agrupando numa erupção cutânea bastante dolorosa e que atinge um só lado do corpo, conhecida popularmente como "cobreiro". O pior é que há o risco de a dor persistir por meses, mesmo depois do desaparecimento da erupção. Essa condição, cujo nome é neuralgia pós-herpética, está diretamente relacionada à idade do paciente: as chances de sofrer com o problema aumentam com a idade.

# quinze DOENÇAS GRAVES, DOENÇAS CRÔNICAS: COMO NÃO DEIXAR QUE ELAS SE APODEREM DE VOCÊ

De acordo com a Sociedade Americana do Câncer (ACS na sigla em inglês), o número de sobreviventes da doença bateu a marca de 18 milhões naquele país, sendo que dois terços têm mais de 65 anos e 53% haviam sido diagnosticados nos últimos dez anos.[76] No Brasil, segundo dados do Instituto Nacional de Câncer (Inca), estima-se a ocorrência de 620 mil novos casos por ano. Entre os homens, a maior incidência é a do câncer de próstata, que responde por 29,2% do total; entre as mulheres, o de mama representa 29,7%.[77]

Tanto lá quanto aqui, as desigualdades sociais são um desafio enorme para a prevenção e o tratamento precoce. Mesmo assim, um contingente cada vez maior fica curado. Embora o estigma do câncer seja prevalente, toda enfermidade séria traz repercussões emocionais e mentais, e podem surgir limitações físicas. O luto é real e é preciso adaptar-se.

Esse tem sido o aprendizado de Antonio, empresário de 64 anos. Com três filhos adultos morando longe e quatro casamentos desfeitos, ele diz que nunca se ressentiu com a debandada dos rebentos: "Fico bem sozinho. Ando de barco, toda sexta me reúno com amigos." Para ele, chegar aos 60 seria sinônimo de desacelerar: "Já tinha me ocupado demais com a empresa e os filhos e me preparava para viver com menos preocupações", mas o diagnóstico de câncer de próstata a poucos meses do aniversário foi um golpe duro: "Fui diagnosticado em março de 2020 e operado em julho. Enfrentei uma incontinência urinária terrível, durante três ou quatro meses, que foi contida com muita fisioterapia pélvica, mas me sentia inseguro quando saía. Em 2022, num exame de acompanhamento, foi detectado um aumento do nível do PSA e me submeti a 35 sessões de radioterapia. Tive que lidar novamente com o problema de incontinência, o que me desestruturou. Minha vida ficou suspensa, me dei conta de como nosso tempo é limitado. Tem épocas em que estou bem, mas o fantasma da volta do câncer, ou de uma metástase, está sempre pairando".

Quando conversamos, Antonio estava namorando uma mulher na faixa dos 40 e fazia terapia para, como definiu, "conseguir administrar todas as neuroses e voltar a imaginar uma estrada pela frente". Havia deixado de fumar quando estava na casa dos 30 — "achava que ia morrer de câncer de pulmão", lembra — e agora passara a se alimentar de forma saudável e caminhar diariamente.

Enfrentar o tratamento para se curar de uma enfermidade grave ou conviver com uma doença crônica demanda energia e força de espírito. Para os especialistas, é fundamental que sejamos nossos melhores aliados. A médica Alisa Sabin, em artigo publicado no site *SixtyAndMe*, sugere a adoção de uma "cartilha":[78]

- **Aceitar:** é preciso encarar de forma realista o que mudou, reconhecer se surgiu alguma incapacidade, temporária ou permanente. Tente focar o que é possível controlar.
- **Conectar-se:** não se isole. Aprofunde o relacionamento com as pessoas que sempre lhe deram acolhimento nos momentos difíceis, e não recuse auxílio se estiver precisando.
- **Cuidar-se:** a saúde física alimenta a saúde mental e vice-versa. Não descuide da alimentação, da atividade física, ainda que limitada, e do

sono de qualidade. Cerque-se de coisas que lhe deem prazer e tente manejar a ansiedade e o estresse com técnicas de relaxamento, como meditação ou *mindfulness* (atenção plena).

- **Celebrar e agradecer:** crie metas simples e festeje cada pequena vitória. Alimente-se com histórias inspiradoras e não se deixe abater pelo desânimo.

Em 1999, aos 43 anos, o apresentador norte-americano Montel Williams, titular de um programa durante quase duas décadas, foi diagnosticado com esclerose múltipla, doença neurológica autoimune crônica que veio acompanhada de uma depressão severa e dores lancinantes. Sua cruzada para vencer as limitações o transformou: passou a se dedicar a compartilhar o que aprendeu. Tive a oportunidade de assistir a uma palestra na qual ele enfatizou a importância de acreditarmos em nossa força interna: "Boa parte do tratamento depende de nós. É fundamental que o paciente conheça sua doença, busque o máximo de informação, porque médicos não são deuses, nem sabem tudo. Se nos guiarmos apenas pelo diagnóstico, estaremos restritos à expectativa deles. Na época, ouvi coisas como: 'Em cinco anos, você estará numa cadeira de rodas'; ou que podia esperar mais dez anos de vida. Como alguém pode dizer tal coisa sem me conhecer?"

O objetivo de Williams foi ficar "íntimo" de sua enfermidade. Sem o volume de dados hoje disponível na internet, ele mergulhou nos livros para aprender tudo o que podia. O primeiro passo foi mudar seu estilo de vida, privilegiando a atividade física e uma alimentação de qualidade: "Exercício é bom, não importa a idade, e o que ingerimos tem impacto direto no nível de inflamação do organismo. Eu tenho esclerose múltipla, mas ela não me tem. As pessoas devem acreditar no seu poder interior."

Em 2013, o apresentador criou um programa de saúde e fitness. Tornou-se um defensor do uso da maconha para fins medicinais, já que a droga foi valiosa para o controle da dor. "Quero estar ocupado vivendo, e não morrendo, por isso estou atento a todos os novos protocolos e tratamentos que surgem. Vale para a esclerose múltipla, mas também para câncer, lúpus ou fibromialgia", afirmou.

Com a experiência de quem esteve à frente da área de tecnologia do Departamento de Saúde e Serviços Humanos dos Estados Unidos, Susannah Fox decidiu auxiliar as pessoas a transitar no árido território que permite um melhor acesso à saúde. Em 2024, lançou *Rebel health* [Saúde rebelde, em tradução livre],[79] livro que mapeia o esforço de pacientes, familiares e cuidadores que, por intermédio de comunidades de apoio e discussão, muitas vezes conseguem produzir avanços no tratamento de enfermidades que não ganham a mesma atenção que as mais conhecidas e pesquisadas, como os diversos tipos de câncer.

Do diabetes a síndromes pouco conhecidas, a autora chama a atenção para a dedicação e persistência desses grupos, que, em suas palavras, são capazes de criar a "revolução dos pacientes". O trabalho incansável das pessoas em fóruns on-line se transformou em seu objeto de estudo. Há cerca de 7 mil doenças raras já mapeadas e 300 milhões de pessoas com essas enfermidades no mundo, sendo 13 milhões no Brasil.[80] No livro, ela destaca a história da Diabetes Rebel Alliance [Aliança Rebelde do Diabetes, em tradução livre], uma das suas preferidas: "Eles pesquisam, compartilham, propõem soluções, trabalham juntos em prol de mudanças e têm acesso ao círculo dos gestores de políticas públicas." Williams e Fox servem como inspiração para não abrirmos mão do protagonismo, na saúde e na doença.

# dezesseis SUA DOR MERECE ATENÇÃO!

Pacientes no poder — esse é o mantra! Segundo a Sociedade Brasileira para o Estudo da Dor, há cerca de 60 milhões de indivíduos no país às voltas com tal sofrimento, o equivalente a 37% da população.[81] Isso significa sentir dor por pelo menos três meses seguidos. Parte desse contingente enfrenta a chamada dor de alto impacto, que restringe e até inviabiliza atividades diárias. A condição pode levar a um quadro de depressão, uso abusivo de substâncias e risco de suicídio. Para piorar: no envelhecimento, é considerado "normal" que o idoso sinta todo tipo de desconforto, comprometendo sua qualidade de vida.

A teoria da dor total foi concebida pela médica e enfermeira britânica Cicely Saunders: ela não se limita ao desconforto físico e abrange diversos outros aspectos. Além da perspectiva psicológica, há impactos sociais, como a perda de trabalho; preocupações financeiras e com o futuro da família; e até uma questão espiritual, que pode se traduzir na perda da fé ou na busca pelo significado da vida. Na verdade, o tratamento teria que levar em conta todas essas dimensões. A Associação Internacional para o Estudo da Dor elegeu 2023 o ano global para o cuidado integrativo da dor, com ênfase no autocuidado e nas terapias não medicamentosas. Portanto, ninguém deveria se contentar com menos.

Quando se fala de câncer, o panorama é ainda mais dramático. Entre os pacientes oncológicos, de 35% a 45% sentem dor nos estágios iniciais da doença; nos estágios avançados, o percentual vai de 60% a 90%.[82] O pior: as dores oncológicas, apontadas como uma emergência médica mundial desde 1996, são tratáveis, mas não é o que ocorre na prática. Se o controle dos sintomas significa qualidade de vida e pode levar a pessoa a tolerar melhor o tratamento, o que a impede de ter a atenção que merece?

O manejo da dor está associado a uma polêmica que divide os médicos: há uma fórmula segura que não leve a um quadro de dependência? No jargão técnico, existe uma "escada" para controlar o problema, cujo primeiro degrau é o dos analgésicos não opioides, seguido pelo dos opioides fracos, fortes e, finalmente, pelos procedimentos invasivos. Em 2023, foi realizado, no Rio de Janeiro, o I Simpósio sobre o Uso Racional dos Opioides, o primeiro do tipo na América Latina. Afinal, como lidar com a dor se remédios potentes podem tornar o paciente dependente? Para o geriatra Filipe Gusman, que coordenou o evento ao lado da neurologista Camila Pupe, é necessário que todas as especialidades médicas debatam a questão sem preconceito: "O importante é escolher o que é o melhor para a jornada de cada um, saber qual é o medicamento certo para a condição clínica daquela pessoa."

A epidemia dos opioides nos Estados Unidos é o principal combustível para alimentar a controvérsia. Entre 2006 e 2014, mais de 100 bilhões de doses de oxicodona e hidrocodona foram distribuídas naquele país, provocando uma catástrofe de saúde pública.[83] A família Sackler, proprietária da Purdue Pharma, foi alvo de milhares de processos por causa do medicamento OxyContin, altamente viciante. Pediu falência em 2019 e fechou um acordo no valor de bilhões de dólares para se blindar de novas ações. Nos serviços de streaming é possível assistir a duas séries sobre o assunto: *Dopesick* e *Império da dor*. Ambas mostram como agressivas campanhas de marketing incentivavam a prescrição da droga, martelando que não provocava dependência e era indicada para dores crônicas. O drama está longe de chegar ao fim: atualmente o fentanil, que pode ser cinquenta vezes mais potente que a heroína, é a principal causa de morte entre americanos abaixo dos 50 anos.[84]

No entanto, a polêmica só aumenta quando entra em cena o uso da maconha medicinal. Difícil discordar da neurologista Camila Pupe, especialista no tratamento de dor e professora adjunta da Universidade Federal Fluminense, quando afirma: "não oferecer uma terapêutica que pode beneficiar o paciente é um ato desumano". Ela explica que, para as demências, que hoje afetam 50 milhões de indivíduos no mundo, a revisão sistemática de estudos não controlados sugere que a *Cannabis* serve para o alívio de agitação psicomotora, agressividade, psicose, distúrbios alimentares e de sono. Também é eficiente no manejo de sintomas não motores do Parkinson, a segunda doença neurodegenerativa mais comum após a Doença de Alzheimer, com um forte impacto negativo na qualidade de vida. Sua bandeira: disseminação de conhecimento, políticas públicas e democratização do acesso.

Para quem se interessa pela maneira como a maconha medicinal age no organismo, uma breve explicação: nosso cérebro tem receptores (CB1 e CB2) que são estimulados por canabinoides produzidos pelo organismo. São chamados de endocanabinoides e responsáveis por uma extensa lista de funções para garantir a homeostase, o equilíbrio interno. A maconha, por sua vez, tem inúmeros compostos químicos, entre eles o CBD (canabidiol), o THC (tetra-hidrocanabinol) e o CBG (canabigerol). Os compostos são fitocanabinoides, isto é, também são canabinoides, e por esse motivo conseguem estimular os receptores humanos com eficiência.

Na China, a maconha era utilizada no tratamento de gota, reumatismo e malária, sendo considerada uma planta polivalente. Em 1889, a revista científica *The Lancet* publicou artigo sobre sua eficácia contra a dependência do ópio. Para quem argumenta que não há evidências científicas, a *Cannabis* vem atravessando a prova do tempo.[85]

A jornada de cada paciente é única, e você tem que ser o defensor da sua saúde, principalmente quando assistimos à expansão vertiginosa da inteligência artificial na área da saúde. Estamos diante de promessas de diagnósticos mais precisos, cuidado personalizado e tratamentos mais eficientes, mas também caminhamos para um cenário em que teremos que interagir com um robô num chat para fazer a triagem de atendimentos.

# dezessete NÃO ENCARE O DECLÍNIO COGNITIVO COMO ALGO INEVITÁVEL

Somente no Brasil, cerca de 1,7 milhão de pessoas com 60 anos ou mais têm algum tipo de demência, termo que descreve qualquer transtorno cerebral que provoque déficits em pelo menos dois domínios cognitivos, como a memória e a linguagem.[86] Segundo estudo da professora Cleusa Ferri, da Universidade Federal de São Paulo, a maior parte — um contingente que pode chegar a 70% — nem sequer foi diagnosticada, impedindo que esses indivíduos recebam tratamento.[87]

De acordo com a OMS, são 50 milhões no mundo, número que vai triplicar até 2050.[88] A Doença de Alzheimer, batizada com o nome do médico alemão Alois Alzheimer — que, em 1907, publicou um artigo descrevendo a enfermidade —, responde por mais da metade do total de casos. Um cérebro com Alzheimer se caracteriza por agregados proteicos anormais. A proteína beta-amiloide vai destruindo as sinapses (conexões entre os neurônios do cérebro) e se aglutina em placas, provocando a morte dos próprios neurônios.

Os sintomas iniciais incluem distúrbios de memória, em especial relativos a acontecimentos recentes, que vão sendo acompanhados de outros transtornos cognitivos: dificuldade de comunicação, tanto escrita quanto falada, e para completar tarefas que antes eram realizadas com facilidade; mudanças de humor ou personalidade; isolamento; confusão envolvendo pessoas, lugares e eventos; e incapacidade de resolução de problemas.

Quem apresenta um quadro de deficiência cognitiva leve tem maior chance de desenvolver Alzheimer. O envelhecimento é o principal fator de risco para a doença. A maioria dos pacientes diagnosticados tem mais de 65 anos, e, quando ela ocorre antes disso, é chamada de Alzheimer precoce. A probabilidade aumenta para quem tem pais ou irmãos que desenvolveram a enfermidade.

Em 2024, foi publicado, na prestigiosa revista científica *Nature Medicine*, trabalho de cientistas do Instituto de Pesquisa Sant Pau, em Barcelona, que deu um relevante passo para determinar o peso da genética: portadores de duas cópias do gene APOE4 têm perto de 100% de chances de desenvolver Alzheimer. Os cientistas já sabiam, havia bastante tempo, que o gene APOE4 é um dos fatores que aumentam o risco para a doença; no entanto, o estudo sugere que, para quem tem duas cópias do gene, ele é mais do que um fator de risco: o APOE4 provoca a doença. Além disso, os sintomas podem surgir dez anos antes do que nos demais pacientes com a enfermidade. A pesquisa analisou 10 mil amostras e cerca de 3.300 cérebros e identificou a presença de duas cópias do gene em 95% dos pacientes com 65 anos ou mais com Alzheimer — essa é uma condição que, de acordo com os autores, atinge de 2% a 3% da população mundial. O alcance da descoberta é extraordinário: exames poderão detectar a variante e ajudar no diagnóstico precoce, antes do aparecimento dos sintomas.[89]

Para as mulheres, que representam dois terços dos pacientes com Alzheimer, todo avanço na área é da maior importância. O fato de a expectativa de vida feminina ser superior à masculina vinha sendo apontado como uma das principais causas para o surgimento da doença, tese que Jessica Gong, pesquisadora do The George Institute for Global Health e principal autora de um trabalho envolvendo quase 30 mil indivíduos de dezoito países, questiona.[90] Na sua opinião, problemas como violência doméstica, dificuldades para estudar e conseguir boas oportunidades profissionais têm reflexo na saúde cognitiva na velhice. Os especialistas estão particularmente interessados na educação, considerada um fator de proteção contra o declínio cognitivo. Em países de renda média ou baixa, as mulheres ainda enfrentam desafios não só para se formar como para conseguir se inserir no mercado de trabalho.[91]

O Women's Brain Project [Projeto Cérebro da Mulher, em tradução livre], misto de movimento e instituição criado em 2016, quer aprofundar a discussão sobre as diferenças de gênero e sua relação com distúrbios neurológicos e psiquiátricos. É o que defende sua criadora, a médica Antonella Santuccione Chadha: "Temos que investigar para distinguir o que é biológico e o que é social, e se temos uma combinação dos dois fatores." Uma das linhas de investigação é buscar possíveis áreas de interseção entre o Alzheimer e as doenças autoimunes, como lúpus, artrite reumatoide e esclerose múltipla, que afetam as mulheres de forma desproporcional.

Um estudo realizado por pesquisadores do Hospital Geral de Massachusetts lança luz sobre a associação entre a idade da menopausa, a utilização de terapia hormonal da menopausa (conhecida como reposição hormonal) e o Alzheimer. Os resultados, publicados na revista científica *JAMA Neurology*, indicam a menopausa precoce, que ocorre antes dos 40 anos, ou devido à necessidade de alguma cirurgia antes dos 45, como um fator de risco para a demência.[92] O risco não foi detectado naquelas que se submeteram à reposição assim que pararam de menstruar.

"A terapia hormonal é o meio mais confiável para amenizar os sintomas da menopausa mas, nas últimas décadas, não se sabia exatamente que efeito causava no cérebro. Descobrimos que altos níveis da proteína tau, envolvida no processo do Alzheimer, só foram observados em mulheres que começaram a fazer reposição hormonal tardiamente, ou seja, cinco anos depois da menopausa. A ideia de que o acúmulo dessa proteína pode estar associado a uma terapia tardia e ao desenvolvimento da doença é um grande achado", afirmou a pesquisadora Rachel Buckley, do Departamento de Neurologia da instituição.

É verdade que o envelhecimento é um fator de risco, mas, como enfatiza o médico David Dodick, professor emérito da Mayo Clinic e da Thomas Jefferson University, "o declínio cognitivo não é o caminho natural, nem deveria ser encarado como algo inevitável. Essa é uma trágica derrota da medicina".[93] Em 2020, artigo publicado pelo *Lancet Commission Report* listou doze fatores de risco modificáveis responsáveis por quase metade dos casos de demência: hipertensão, diabetes, obesidade, perda de audição, poluição atmosférica, consumo excessivo de álcool, traumas na cabeça, isolamento social, depressão, fumo, falta de atividade física e baixa escolaridade.[94] Em 2024, o déficit de visão sem tratamento (como o provocado pela catarata) e o colesterol alto se somaram ao rol. A relação deixa claro que mudanças no estilo de vida e políticas públicas de prevenção podem proteger a população. Nesta nossa conversa, acho que já ficou bem claro o papel que nos cabe: tomar as rédeas de nossa saúde e zelar pela aptidão do corpo e da mente.

O crescimento do número de casos de Alzheimer será mais expressivo nas nações menos abastadas, sem meios de intervir nos indicadores sociais e econômicos atrelados à doença. Na América Latina, a expectativa é de que vão triplicar, sobrecarregando os sistemas de saúde e as famílias — no Brasil, batemos a marca de 5,5 milhões de pessoas com demências.[95] Devemos fazer nossa parte e exigir políticas públicas de prevenção e cuidado para a população, da vida intrauterina ao fim da existência.

# dezoito O QUE VEM POR AÍ NO CAMPO DA CIÊNCIA E DA MEDICINA

O imortalismo acredita na imortalidade da alma e é o alicerce de inúmeras religiões. Já os imortalistas têm outra meta, nada espiritual: expandir, quase indefinidamente, os limites da longevidade por meio da ciência. O tema, tão fascinante quanto polêmico, é o objeto de investigação do jornalista Peter Ward, que, em 2022, lançou *The Price Of Immortality: The Race To Live Forever* [O preço da imortalidade: a corrida para viver para sempre, em tradução livre].[96]

Cientistas, bilionários do setor de tecnologia e grupos que cultuam tal ideia compartilham a certeza de que a humanidade tem a chance de chegar a algo perto da imortalidade. Ward mapeou essa rede de "devotos", começando pela Igreja da Vida Perpétua, na Flórida: adeptos entusiastas da criogenia humana.[97] Conhecida cientificamente como criônica, trata-se da técnica que permite refrigerar o corpo em nitrogênio líquido, a uma temperatura de menos 196 graus Celsius, suspendendo o processo de deterioração durante anos. Isso tornaria possível sua reanimação no futuro, isto é, se a pessoa morresse hoje vítima de uma doença incurável, poderia ser reanimada quando a ciência tivesse meios para salvá-la.

A técnica já é utilizada para preservar óvulos e espermatozoides, mas o maior problema do processo é o descongelamento. No caso de células, é mais fácil descongelar sem causar estragos relevantes, o que não se aplica ao corpo humano. Embora a reanimação ainda não esteja no horizonte, há algumas centenas de indivíduos que se encontram congelados em empresas especializadas, à espera desse momento. Esse é o caso de James Hiram Bedford, o primeiro de quem se tem notícia a ser submetido à criopreservação, em 1967.

Para os imortalistas, se a ciência conseguir estender a expectativa de vida em duas ou três décadas, ou seja, para algo entre 110 e 120 anos, os avanços representarão um salto exponencial que vai mudar a história da humanidade. Um dos pioneiros nessa área foi o cientista britânico Aubrey de Grey, que trabalha com a proposta de uma medicina regenerativa, capaz de "derrotar" o curso do envelhecimento. Ele prevê que em menos de vinte anos haverá tratamentos capazes de reparar os danos provocados pelo passar dos anos antes que se transformem em patologias.[98] A teoria soou como música para os bilionários do Vale do Silício: Sergey Brin e Larry Page (Google) e Jeff Bezos (Amazon) têm despejado muito dinheiro em pesquisas relacionadas à longevidade.

José Luis Cordeiro, engenheiro venezuelano formado pelo prestigioso Instituto de Tecnologia de Massachusetts e coautor do livro *A morte da morte: A possibilidade científica da imortalidade*, integra The Millennium Project, instituição que faz projeções para o futuro.[99] Ele escreve sobre inteligência artificial, tratamentos com células-tronco, terapias gênicas e todo o arsenal que vem sendo desenvolvido por cientistas. Esbanja otimismo ao dizer que a ciência está dando passos exponenciais. "Por meio do mapeamento genético, podemos conhecer as causas potenciais de nosso adoecimento e morte, e deixaremos de morrer ao prevenir essas doenças. Veremos mágica nos próximos anos!", proclama, referindo-se a Arthur C. Clark, autor de obras de ficção científica que afirmava que uma tecnologia avançada não se distingue de mágica.

Cordeiro integra o movimento conhecido como transumanismo, que propõe aumentar a capacidade humana com o uso da tecnologia. O grupo defende que, como o envelhecimento está relacionado ao surgimento de inúmeras doenças, avanços no campo do rejuvenescimento das células poderão nos manter protegidos, como explica: "A pandemia de covid-19 nos mostrou que a população idosa é a mais vulnerável, e gastamos 80% dos recursos com as enfermidades do fim da vida. Temos que investir na longevidade, que representa um mercado de centenas de trilhões de dólares. Parar de envelhecer vai ser um ótimo negócio para a economia; deveríamos transformar 1 de outubro no Dia Internacional da Longevidade", sentencia, referindo-se à data em homenagem à pessoa idosa.

É verdade que as moléstias são mais letais à medida que se envelhece, e uma das razões é o enfraquecimento do sistema imunológico para combater infecções. Portanto, por que não utilizar drogas que rejuvenescem o organismo para deter sua progressão? Os cientistas preferem não usar a expressão "antienvelhecimento", dada a carga negativa que traz em relação à velhice, mas sabemos que esse é um fator de risco concreto. A degradação imunológica também afeta indivíduos mais jovens cuja idade biológica está acima da idade cronológica, devido a quadros crônicos como diabetes ou hipertensão — o que só comprova a beleza da ciência em sua eterna luta para se superar.

Há alguns anos acompanho um evento chamado Aging Research & Drug Discovery [Pesquisa de Medicamentos e Descoberta de Medicamentos, em tradução livre], que reúne a nata dos cientistas. Em sua décima edição, em setembro de 2023, este era o consenso entre os pesquisadores: o envelhecimento deve ser encarado como um fator de risco modificável por meio de novas terapias, que melhorem as funções imunológicas e reduzam as taxas de infecção que afetam os idosos.

A bola da vez é como eliminar as células senescentes, aquelas cujo ciclo de vida terminou. Nosso organismo é tão eficiente que, por meio de um processo natural chamado apoptose, destrói as células que deixaram de ser funcionais. Entretanto, conforme envelhecemos, esse mecanismo passa a não funcionar tão bem e muitas são "poupadas", desencadeando um quadro inflamatório — imagine uma cidade onde o lixo não fosse recolhido nas ruas…

A equipe de Robin Mansukhani, cofundador da Deciduous Therapeutics, desenvolve um trabalho de ativação de células T (iNKTs) — o NK significa *natural killers*, matadores naturais —, responsáveis pela ativação do sistema imunológico e pela eliminação das células senescentes. Experiências realizadas em cobaias com fibrose pulmonar e diabetes apontaram uma redução significativa das duas condições.[100]

Novos campos de conhecimento vêm surgindo, como o da gero-oncologia e o da cardiolongevidade. Outra frente é a do reposicionamento de medicamentos, como a metformina, substância usada para controlar o diabetes, que vem sendo estudada pelos efeitos benéficos além do controle da glicose. No livro *O bom da idade*, que citei no capítulo sobre sono, o neurocientista Daniel Levitin escreve que várias equipes de cientistas confirmaram que um processo inflamatório crônico precede o início da doença de Alzheimer, o que sugere uma possível estratégia de tratamento com fármacos anti-inflamatórios, que poderá ser amplamente utilizada nos próximos anos.

Andrea Meier, professora da National University of Singapore e membro da Sociedade de Medicina da Longevidade Saudável (HLMS em inglês), integra um ambicioso projeto de saúde pública daquele país: aumentar a expectativa de vida em três anos na década de 2030 e em cinco até 2050. Mesmo levando em conta que Singapura ocupa uma área que equivale à metade da cidade de São Paulo e tem uma população de 5 milhões de pessoas, é uma meta admirável. O piloto da iniciativa se concentra no Distrito da Saúde de Queenstown, com perto de 100 mil habitantes, sendo 22% acima dos 65 anos. No local, foi criada uma parceria que reúne a universidade, a rede pública de saúde e a autoridade de planejamento urbano, com a participação dos residentes. Todos os esforços são feitos para estimular a adoção de um estilo de vida saudável, a convivência social e um senso de pertencimento e propósito.[101]

Paralelamente, o projeto conta com um arsenal inalcançável para a maioria das nações, composto de uma bateria de testes à disposição dos cidadãos: exames laboratoriais, de escore de cálcio e ecocardiograma; ressonância magnética de todo o organismo; sequenciamento genético, entre outros. Missão: avaliar a idade biológica — que é diferente entre os órgãos, já que eles envelhecem em ritmos diferentes — e mitigar os riscos de doença.

Quem coordena a iniciativa é John Eu-Li Wong, que enfatiza que, no quadro de saúde de um indivíduo, 60% estão vinculados a fatores ambientais, comportamentais e sociais. A visão que o move é a de que as sociedades bem-sucedidas no século XXI devem prover bem-estar, engajamento e produtividade, segurança, coesão e equidade.[102] Gosto especialmente de uma declaração que ele deu durante seminário a que assisti: "Populações longevas não são um fardo; na verdade, a dificuldade são as barreiras que impedem as pessoas de chegar à velhice com boa saúde para continuar a florescer e contribuir para a família e a sociedade."

A física reinou absoluta no século XX, mas agora a revolução científica acontece numa nova fronteira: a da biologia. A terapia celular e genética é a menina dos olhos da indústria farmacêutica, um segmento que alcançará 60 bilhões de dólares nos próximos anos.[103] Nesse ecossistema, é possível introduzir, substituir ou remover genes de células, ajudando a derrotar doenças até então incuráveis. Ou optar por terapias de RNA, que não causam mudanças permanentes no DNA, como acontece na vacina contra a covid-19: o RNA mensageiro transporta uma cópia de instruções genéticas para um complexo denominado ribossomo, no qual as "orientações" são utilizadas na produção de proteínas que vão atuar no combate à enfermidade.

Um ótimo exemplo do que há apenas uma década seria visto como ficção científica é o de uma vacina que, simultaneamente, destrói tumores no cérebro e treina o sistema imunológico para impedir sua recorrência. O trabalho, divulgado em 2023 na revista científica *Science Translational Medicine*, é desenvolvido no Brigham and Women's Hospital, da Harvard University.[104] Os testes vêm sendo realizados em cobaias com resultados promissores, avaliou Khalid Shah, vice-diretor de pesquisas no Departamento de Neurocirurgia, que declarou: "Estamos usando engenharia genética para reprogramar células cancerosas de forma que se tornem a própria vacina que vai combater o câncer e estimular o sistema imunológico para destruir tumores primários e prevenir a doença."

As empresas de biofármacos apostam num leque de aplicações terapêuticas, e a área da oncologia é a que recebe o maior volume de investimentos, seguida por pesquisas envolvendo problemas no sistema nervoso central e oftalmológico. Quando o mercado ganhar escala, são esperadas drogas para um número ampliado de distúrbios, inclusive aqueles que afetam uma parcela significativa da população, como altos índices de colesterol.

No entanto, essa nova fronteira da ciência envolve uma questão ética: o território será exclusivo para milionários? Em 2023, a revista *The Lancet* lançou uma série de estudos alertando que racismo, xenofobia e discriminação são ameaças à saúde pública e precisam ser objeto de mobilização mundial.

De acordo com os cientistas, das doenças cardiovasculares à covid-19, questões raciais e étnicas estão listadas como fatores de risco.[105] Pior: a desigualdade tem criado distorções como se o produto de séculos de iniquidade fosse um aspecto genético e imutável. A série desafia tal premissa, mostrando que privações socioeconômicas, e não características fisiológicas, desempenham papel relevante nas morbidades. Basta pensar numa série de atributos que impactam a existência do ser humano: más condições de moradia, violência, poluição atmosférica, alimentação de má qualidade, falta de acesso a espaços verdes, saúde, educação, lazer, entre outros.

# Parte três

## SEXO

# dezenove

## SEXUALIDADE, NOSSA COMPANHEIRA ATÉ O FIM DA VIDA

Decidi começar a seção sobre sexo com dois depoimentos que ilustram a complexidade do desejo e do jogo amoroso. Vaidosa, Bianca já fez lifting no rosto e colocou silicone nos seios. Além de três casamentos, colecionou namoros e diz que sempre gostou do jogo da sedução. No entanto, aos 61 anos, a terapeuta corporal afirma que seu último relacionamento foi há cinco anos e que se deu conta de que sua vida sexual, iniciada aos 16, tinha sido pautada para agradar aos parceiros, e não em busca do próprio prazer.

"Foi como se eu virasse uma chave. Precisei de muita terapia e de um longo processo para conquistar autoconhecimento e autoconfiança, mas o resultado foi libertador: eu não dependia do outro, nem precisava estar com alguém para sentir prazer. Descobri que havia criado uma personagem até mais fogosa do que realmente era para alimentar o jogo da conquista, como se esse fosse um roteiro obrigatório", diz.

Alta e esguia, ela continua atraindo olhares, mas revela que encontrou seu "par": um vibrador que ganhou de uma amiga que mora fora do Brasil, e que apelidou de John. Seu ginecologista, inclusive, a aconselhou a usá-lo uma vez por semana, para evitar a atrofia do canal vaginal. Olhando em retrospectiva sua vida amorosa, Bianca lembra que o primeiro orgasmo só aconteceu aos

25 anos, e que a experiência a ensinou a conduzir os parceiros para atingir o clímax. Entretanto, com frequência, sua prioridade era garantir que *eles* gozassem — e a elogiassem por ser "boa de cama".

"A mudança se deu depois dos 40, quando comecei a focar em mim, inclusive estabelecendo a frequência das relações sexuais. Passei a transar com meus namorados quando eu queria, e não quando eles manifestavam interesse. Sinto falta de um relacionamento estável, mas teria que ser alguém especial, e hoje em dia me recuso a aturar chatos", resume.

Peter, de 68 anos, é médico, o que acaba determinando sua visão do envelhecimento: "Acompanho o decaimento dos processos físicos, motores, cognitivos", observa sobre si mesmo. Notou que sofria lesões mais frequentes no tênis e trocou o esporte por caminhadas vigorosas. A musculação foi substituída pelo Gyrotonic, método que utiliza um aparelho para a realização dos exercícios e que considerou menos invasivo.

"Complemento com um treino de força, com pesos. Quero manter o bem-estar e respeitar meu corpo. Hoje não tomo nenhum remédio, só faço uso de homeopatia e tento administrar meu estresse. A libido também se altera: o 'equipamento' envelhece e há uma queda na necessidade de fazer sexo, mas minha média não é ruim, tenho desejo de transar uma vez por semana", conta.

Na opinião dele, a maior dificuldade é a falta de um relacionamento estável. Solteiro e sem filhos, diz que se sente bem sozinho e cultiva o que chama de "círculo de amigos do coração", com quem se reúne regularmente, mas reconhece que está numa espécie de limbo afetivo e sexual: "Meu desejo passa pelo desejo do outro. Se não enxergo o desejo na outra pessoa, isso me desestimula sexualmente, é frustrante. Fiz incursões em aplicativos e sites para encontros casuais, mas acabei desistindo. Para um homem, também é estressante ter a obrigação de sair com uma mulher e fazer sexo. E vejo meus amigos que estão casados há muito tempo com problema semelhante: eles não fazem sexo com suas mulheres."

Mergulhar no assunto com profundidade seria impensável sem a preciosa ajuda de Ana Canosa, psicóloga clínica, terapeuta sexual e educadora em sexualidade, além de autora de *Sexoterapia: desejos, conflitos, novos caminhos em histórias reais*[106] e membro da Sociedade Brasileira de Estudos em Sexualidade Humana. No livro, ela nos ensina que a sexualidade é inerente à vida humana e se manifesta em três dimensões: a biológica; a psicológica, onde se desenvolvem os afetos; e a social, atrelada a valores e à cultura na qual o indivíduo foi criado. Canosa está envolvida com o tema há três décadas. Durante vinte anos, deu cursos sobre sexualidade na Universidade Aberta da Terceira Idade, em São Paulo, e acompanhou o crescente interesse dos alunos pelas aulas.

"A sexualidade é mais ampla do que a genitalidade, porque envolve não só os aspectos biofisiológicos, mas também os emocionais e socioculturais. Infelizmente, persiste a ideia de que os velhos deixam de vivenciar a sexualidade, o que não é verdade. Com o aumento da expectativa de vida, as pessoas ainda têm muita lenha para queimar. No entanto, é preciso reconhecer que nessa fase a resposta fica mais lenta, o que pode ser impactante, principalmente para quem gosta de sexo genital", discorre. Ela aproveita para compartilhar sua experiência ao chegar à menopausa, quando, como descreve, "senti um desligamento das minhas zonas erógenas, o que foi quase melancólico".

A queda na produção do estrogênio, o principal hormônio sexual feminino, diminui a libido — e aumenta o risco cardiovascular e de osteoporose, além de provocar os sintomas típicos, como ondas de calor, suor noturno, enxaqueca, pele seca, ressecamento vaginal, acúmulo de gordura na região do abdome, fadiga, insônia, problemas de memória e por aí vai... Canosa iniciou a terapia hormonal da menopausa, conhecida como reposição hormonal, e recomenda que todas e todos usem a ciência e a sexologia a seu favor: "As mulheres estão acostumadas a fazer exames preventivos, o que facilita o processo de buscar informações sobre as mudanças. Para os homens que enfrentam a disfunção erétil, o distúrbio mais comum depois dos 50 anos, é mais difícil, principalmente para a geração *baby boomer*, porque a construção da masculinidade é em cima da potência fálica."

É preciso assertividade para manter a chama, "um movimento interno", ensina a sexóloga, do contrário a tendência é as pessoas se afastarem do sexo. Quando o casal se propõe a investir na qualidade da vida íntima, deve procurar alternativas para melhorar a resposta sexual: "Quantas mulheres contam para os parceiros que precisam de mais estímulo, de um lubrificante, talvez de uma posição diferente, ou a relação vai incomodar, machucar? Se não falar, alguém vai sofrer e ficar sem gozar, porque o homem vai tomar a medicação e ter ereção. Por isso bato na tecla de que o melhor caminho é a comunicação. Há muito conteúdo disponível para ser compartilhado."

Não faltam "vilões" nessa história, como doenças crônicas e debilitantes, medicamentos que afetam a libido ou a pesada convivência com quadros de demência dos pais ou mesmo dos parceiros. Há um aspecto sombrio que pode envenenar relacionamentos longevos: uma convivência pautada por ressentimentos, nos quais o sexo vira terreno para desqualificar o outro. "Já vi casos de mulheres que, depois de um passado pontuado por episódios de humilhação, espezinhavam o marido com disfunção erétil", lembra a terapeuta.

Na avaliação da sexóloga, a masturbação não é mais tabu, a não ser para mulheres que acham que sua sexualidade é mera extensão da sexualidade masculina. Tanto que sugere que a masturbação mútua pode se transformar num jogo erótico que facilita o sexo na velhice — o que nos leva aos brinquedos eróticos, ou *sex toys*, que poderiam ser adotados pelos sessentões de forma mais ampla.

"As próprias mulheres têm vergonha de levar o brinquedo para a relação, porque os homens mais velhos o veem como um atestado de que seu desempenho não é suficiente. Outros motivos: o apetrecho indica que a resposta delas está lenta, ou há vergonha de admitir que o orgasmo é clitoriano, e não vaginal. Aliás, ainda recebo no consultório mulheres de 30 anos preocupadas porque não conseguem ter orgasmo por penetração, como se tivessem um distúrbio", afirma.

No processo de resgate da intimidade, ter hora marcada para a sedução ajuda: um programa que pode ser precedido por mensagens de texto convidativas (e explícitas), um jantar e muitas preliminares. "Não é o sexo por obrigação, e sim o convite e o convencimento que fazem o corpo acordar", analisa.

Canosa enfatiza que, no campo da sexualidade, cada vez mais a diversidade se sobrepõe a roteiros preestabelecidos: "Isso mostra a singularidade dos seres humanos." Ela aponta que, apesar de a orientação sexual de um indivíduo ser algo inato, isto é, presente desde o nascimento, há estudos que mostram o crescimento de relacionamentos homoafetivos entre mulheres mais velhas. Na sua opinião, essa é uma experimentação, ou atração, que se dá pelo afeto.

"Há grandes mudanças em curso, e uma delas é das mulheres que superaram a invisibilidade feminina que acompanha o envelhecimento. Estão satisfeitas com seus brinquedos eróticos e o prazer que se proporcionam. É verdade que, quanto menos sexo a gente faz, menos vontade teremos de fazer, mas ninguém deve se sentir culpado. A pergunta que sempre faço aos meus pacientes é: por que você faz sexo? Há muitas respostas além de ter prazer: para se sentir desejado ou amado, para ter intimidade física ou emocional, para mostrar habilidade, para se divertir. A decisão é pessoal: posso não querer mais saber de sexo ou viver bem com minha sexualidade a partir das minhas condições físicas, dentro das minhas possibilidades, com ou sem parceria", sugere.

# vinte O FANTASMA DA DISFUNÇÃO ERÉTIL

Fiquei fascinada quando descobri o podcast *Butts & Guts*,[107] apresentado pelo cirurgião Scott Steel, da Cleveland Clinic, nos Estados Unidos, que aborda questões ligadas à região pélvica. Ali estão todos os órgãos das funções sexuais e reprodutivas, assim como os sistemas urinário e intestinal, ou seja, o leque de temas é quase inesgotável. Selecionei trechos da conversa de Steele com o urologista Peter Bajic sobre disfunção erétil que publiquei no meu blog.

- **O que é:** trata-se da incapacidade de conseguir uma ereção ou sustentá-la durante o ato sexual — que são duas coisas distintas. Há nuances entre uma situação e outra, porque a atividade sexual pode ter penetração ou não, mas, se o indivíduo se incomoda com a rigidez insuficiente do seu pênis, é porque tem um quadro de disfunção erétil, que atinge cerca de 50% dos homens a partir dos 50 anos.
- **Fatores de risco:** hipertensão, índices altos de colesterol, diabetes, tabagismo, todos são agentes responsáveis por endurecer e estreitar as artérias e reduzir o fluxo sanguíneo para o pênis, dificultando que ele enrijeça. Atividade física e dieta alimentar equilibrada previnem e influenciam os fatores de risco.

- **Relação entre disfunção erétil e infarto:** há um volume consistente de dados sugerindo que ela antecede um infarto em cerca de cinco anos. Na maioria dos casos, está ligada a um problema no fluxo sanguíneo, que, por sua vez, está associado à doença cardiovascular. Para entender melhor: para ficar ereto, o pênis depende, essencialmente, de duas artérias cujo diâmetro é de menos de 1 milímetro, e são justamente os vasos mais estreitos os primeiros a serem afetados. Quando as coronárias, que são vasos de maior calibre, são atingidas, provavelmente a disfunção erétil se manifestou anos antes.
- **Testosterona:** o declínio na produção do hormônio está associado a sintomas como diminuição do desejo sexual, cansaço, alterações de humor e distúrbios do sono, e pode contribuir para a disfunção. Se as taxas esperadas para a faixa etária estiverem baixas, talvez o paciente esteja sofrendo o chamado declínio androgênico do envelhecimento masculino e precise fazer terapia de reposição de testosterona. Procure um urologista para uma avaliação completa.

# vinte e um O PESADELO DA SÍNDROME GENITURINÁRIA

A urologista Rachel Rubin,[108] especialista em medicina sexual e professora da Georgetown University, em Washington, afirma que a síndrome geniturinária da menopausa é a condição mais frequente que vê no consultório. Para quem não ligou o nome ao pesadelo que é vivido pela maioria das mulheres, trata-se do conjunto de sinais e sintomas decorrentes da baixa de estrogênio no organismo, causando grande impacto na qualidade de vida e na função sexual.

Com dezenas de milhares de seguidores nas redes sociais, Rubin é categórica: "Saúde sexual é saúde." Para ela, ninguém deveria achar que não há nada a fazer a não ser conviver com o desconforto, e a reposição hormonal tem que ser encarada sem o preconceito que persiste entre os médicos. Sem o estrogênio, diminuem o fluxo sanguíneo e a vascularização, com perda da elasticidade da mucosa e afinamento do epitélio vaginal. Resultado: ardência, ressecamento, coceira, dor na relação sexual e ao urinar, sangramento depois do sexo, maior frequência e urgência para urinar, infecções urinárias recorrentes.

Rubin destaca o risco das infecções urinárias em mulheres mais velhas, que podem levar a complicações e hospitalizações. Na sua avaliação, desde que sob supervisão, a reposição deveria ser para toda a vida: "Os hormônios são nossa fundação, não importa quão bonita é a mobília se essa fundação não é forte. É fundamental para a qualidade de vida de qualquer mulher acima dos 50 anos."

Para quem não pode fazer uso da reposição, há inovações tecnológicas para o tratamento da atrofia vulvovaginal, como o laser e a radiofrequência, que, no entanto, têm a desvantagem do custo alto. A fisioterapia pélvica também é uma boa aliada para melhorar a força e o controle dos músculos do assoalho pélvico. As demais opções são tópicas, como hidratantes vaginais e lubrificantes.

No 23º Congresso da Sociedade Internacional de Medicina Sexual, que acompanhei on-line, a urologista Barbara Chubak, do Mount Sinai Hospital,[109] sugeriu que todas as mulheres deveriam ser avaliadas para questões sexuais, porque elas estão subjacentes a outras queixas: "De 40% a 50% apresentam sintomatologia, mas apenas algo entre 5% e 15% relatam os sintomas, ou seja, há uma enorme subnotificação, e todo o mal-estar que acompanha o quadro não é considerado".

Ela citou reportagem do *New York Times* cujo título era: "Metade do mundo tem um clitóris. Por que os médicos não o estudam?" [Half the World has a Clitoris. Why Don't Doctors Study it?, em inglês][110] e disse que cabe ao médico introduzir o assunto. O questionário Índice da Função Sexual Feminina, por exemplo, apresenta dezenove perguntas sobre a qualidade da vida sexual, cobrindo tópicos como a frequência com a qual a mulher sentiu desejo nas últimas quatro semanas; se ficou satisfeita com a excitação obtida; se a lubrificação foi complicada; e se chegou ao orgasmo. Conversa obrigatória no consultório.

# vinte e dois INFECÇÃO SEXUALMENTE TRANSMISSÍVEL NÃO TEM PRAZO DE VALIDADE

Em 2024, no 34º Congresso Europeu de Microbiologia Clínica e Doenças Infecciosas, foram divulgados dados alarmantes: um número cada vez maior de idosos vem sendo diagnosticado com algum tipo de infecção sexualmente transmissível (IST)[111] — a expressão antes usada, "doença sexualmente transmissível" (DST), foi abandonada. A mudança se deu porque a nomenclatura adotada destaca a possibilidade de o indivíduo ter e transmitir uma infecção mesmo sem sinais ou sintomas.

Entre os norte-americanos na faixa etária dos 55 aos 64 anos, o número de infecções dobrou na última década; no Reino Unido, os diagnósticos de sífilis e gonorreia acima dos 45 duplicaram de 2015 a 2019.[112] A avaliação é a de que as campanhas de saúde ignoram os idosos. Estereótipos e preconceitos envolvendo a velhice só pioram a situação. As pessoas não se tornam assexuadas quando envelhecem — na verdade, com o aumento da expectativa de vida e a adoção de hábitos saudáveis, a tendência é o prolongamento da satisfação sexual por tempo indeterminado.

A utilização de medicamentos contra a disfunção erétil, disponíveis desde os anos 1990, mudou o panorama erótico da faixa etária, mas trouxe riscos para os mais velhos, resistentes ao uso de preservativos. Um em cada seis adultos do planeta terá 60 anos ou mais em 2030.[113] É fundamental que os profissionais de saúde abordem o assunto com seus pacientes: a saúde sexual faz parte do bem-estar de qualquer indivíduo.

No congresso, a médica Justyna Kowalska, professora da University of Warsaw, exibiu dados consolidados de diversos países e alertou que as informações disponíveis subestimam a dimensão do problema: "Muitos idosos não procuram a ajuda do sistema de saúde para evitar algum tipo de estigma ou por se sentirem embaraçados com a situação. Lidamos com um cenário desafiador, que soma inúmeras variáveis: crescimento na taxa de divórcios, drogas para a disfunção sexual, popularização dos aplicativos para encontros e a dispensa do uso de preservativos quando as mulheres estão na pós-menopausa e não há risco de gravidez. As campanhas sobre sexo seguro deveriam incluir esse grupo. Ignorá-lo é uma manifestação de preconceito."

# vinte e três A MEDICINA SEXUAL DESAFIA A FORMAÇÃO DOS MÉDICOS

Depois de assistir a diversas apresentações da Sociedade Internacional de Medicina Sexual, ficou claro para mim que a formação dos médicos precisa de uma profunda reformulação para fazer frente à complexidade das questões sexuais que emergem e assegurar respeito à diversidade. O urologista Aria F. Olumi, professor da Harvard Medical School, é um dos que denunciam a desigualdade que os pacientes transgêneros (que não se identificam com seu sexo biológico) enfrentam.

No que diz respeito ao câncer de próstata de mulheres trans, ele ressalta que lidar com tal diagnóstico é capaz de disparar preconceitos profundos: "O número de mulheres trans com câncer de próstata vai aumentar e os critérios para os ensaios clínicos têm que se tornar mais flexíveis, para garantir diversidade. Também devemos trabalhar com uma linguagem inclusiva e educar os profissionais de saúde para entender as demandas desse contingente." Em 2016, nos Estados Unidos, 1,4 milhão de indivíduos se declaravam trans, o equivalente a 0,5% dos adultos norte-americanos e o dobro do que havia em 2011.[114] O risco de suicídio é 27 vezes maior nesse grupo do que no restante da população.[115]

Outra discussão atualíssima é a necessidade de um atendimento humanizado para casais LGBTQIAPN+ quando uma das pessoas é diagnosticada com uma doença grave, como câncer. O reconhecimento da união estável de dois indivíduos do mesmo sexo foi assegurado pelo Supremo Tribunal Federal em 2011. Em 2013, o Conselho Nacional de Justiça aprovou resolução que proibia que os cartórios brasileiros se recusassem a registrar a união. Entre 2013 e 2021, houve um aumento de 148% nesses enlaces, mas os serviços de saúde ainda estão vinculados a um modelo tradicional de família — no final do tratamento, quando se fala de reabilitação sexual, o foco é heterossexual.[116]

A comunidade que, na década de 1990, era reconhecida como GLS (gays, lésbicas e simpatizantes) hoje tem quase dez letras e continua aberta a reconhecer novas manifestações de diversidade sexual. Para fechar o capítulo, segue uma rápida explicação sobre o significado de LGBTQIAPN+:

- **L de lésbicas:** pessoas do gênero feminino que sentem atração ou se relacionam com outras do mesmo gênero.
- **G de gays:** pode ser aplicado a pessoas atraídas por outras do mesmo gênero, mas é mais comumente usado para indivíduos do gênero masculino que sentem atração por outros do mesmo gênero.
- **B de bissexuais:** pessoas que se relacionam com os gêneros feminino e masculino.
- **T de transgêneros:** esse é um guarda-chuva que abriga quem não se sente, parcial ou totalmente, pertencente ao gênero designado pelo órgão sexual no nascimento. A expressão "travesti" descreve quem nasceu no gênero masculino, se entende pertencente ao gênero feminino, mas não reivindica a identidade de mulher. Há ainda drag queens e *crossdressers*. Já a pessoa transexual reivindica a identidade do outro gênero, parcial ou integralmente, sem que seja imperativa a cirurgia de redesignação sexual.
- **Q de queer:** inicialmente de conotação pejorativa, o termo foi assumido pela comunidade para nomear quem não se identifica com os padrões impostos pela sociedade e prefere não se limitar a um único gênero ou orientação sexual.

- **I de intersexuais:** pessoas que apresentam características biológicas que englobam tanto o gênero feminino quanto o masculino. Essas características podem estar presentes em alterações hormonais e na genitália. O termo "hermafrodita" é pejorativo e deve ser evitado.
- **A de assexuais:** outro termo guarda-chuva, que se refere a pessoas que não sentem atração sexual e/ou romântica por ninguém, ou somente em situações específicas — caso dos demissexuais, que só têm atração quando conectados afetivamente.
- **P de pansexuais:** pessoas que se relacionam com todos os gêneros, incluindo femininos, masculinos e não binários.
- **N de não binários:** quem não se identifica com o gênero feminino ou o masculino, podendo se identificar com mais de um ou nenhum.

# Parte quatro

## TRABALHO, APOSENTADORIA, CONSUMO

# vinte e quatro O DESAFIO DA SEGURANÇA FINANCEIRA

Em primeiro lugar, uma constatação que todos fazemos ao longo da jornada: economizar é difícil. Para a grande maioria, o que se ganha não chega ao fim do mês, e a situação é ainda mais precária para a legião sem emprego formal. No entanto, há pessoas humildes que conseguem construir um patrimônio e gente abastada que perde tudo o que tem, lembra o economista Fabio Giambiagi,[117] especialista em finanças públicas e previdência social, com quem conversei num evento sobre longevidade em 2023. Ele defende que a educação financeira deveria estar presente nas escolas desde o Ensino Fundamental, com o objetivo de sepultar de vez a crença de que será possível manter o padrão de vida de antes da aposentadoria. Sem uma poupança construída ao longo dos anos, isso só seria possível se mantendo na ativa ou acertando os números de uma loteria. "Temos que considerar que talvez não haja trabalho disponível para essa faixa etária, e que outros estarão disputando o mesmo espaço no mercado. Portanto, ou fazemos um esforço enorme para mudar tal mentalidade, ou haverá uma pressão crescente por recursos públicos adicionais", afirma.

Para ilustrar seu argumento, explica que, no ano de 2000, 30,2% da população tinham entre 0 e 14 anos; 61,3% estavam na faixa entre 15 e 59 anos;

e 8,5% acima dos 60. Em 2040, o quadro terá outro perfil: serão 16,8% entre 0 e 14 anos; 59,7% entre 15 e 59; e 23,5% acima dos 60 anos.[118] O economista avalia que a criação do MEI, a figura do microempreendedor individual, acabou sendo uma solução imediatista, cujo objetivo de estimular a formação de uma poupança ao longo da vida não foi alcançado: "As pessoas poupam o mínimo sem se dar conta de que o retorno desse capital será baixo. O esforço de poupança tem que começar entre os 25 e os 30 anos, porque o tempo é o melhor aliado. Quem deixar para os 40 anos vai ter que continuar economizando até os 70 anos, ou aumentar a contribuição. É preciso entender que educação financeira é cidadania."

A plataforma *Longevprev*,[119] criada pelo próprio Giambiagi, é de acesso gratuito e oferece simuladores que podem ser de grande ajuda. Conceitos como capital necessário — o aporte para garantir uma determinada renda mensal — ou contribuição mensal, que é quanto se deve reservar para ter uma renda extra à da aposentadoria, são bem detalhados. Os simuladores deixam claro o peso do fator tempo e fazem o cálculo com diferentes taxas de juros. Segue um exemplo para dispor de uma renda extra de mil reais aos 65 anos, que complemente a aposentadoria pelas duas décadas seguintes: se os juros forem de 4% ao ano, quem começar a poupar aos 20 anos terá que desembolsar 234 reais mensais; aos 30 anos, 335 reais; e, aos 40 anos, 521 reais. Com juros maiores, o dinheiro rende mais: se for de 6% ao ano, aos 20 anos o desembolso é de 130 reais; aos 30 anos, de 208 reais; aos 40 anos, de 359 reais.

Quem chegou aos 60 sem a oportunidade de dominar tais conceitos pode, pelo menos, usar a experiência para ensinar a filhos e netos. Não vale a pena se recriminar, porque você não está sozinho nesse barco (ou canoa furada). Mundialmente, as pessoas se ressentem com a falta de informações claras sobre produtos financeiros e o jargão quase incompreensível utilizado por gerentes e gestores dessa área. A economista italiana Annamaria Lusardi, do Instituto de Pesquisas de Políticas Econômicas de Stanford e uma das principais referências mundiais em educação financeira, costuma alertar sobre o cenário desafiador provocado pela falta de conhecimento de como lidar com dinheiro: "As pessoas desconhecem cálculos simples, como o de juros compostos; o impacto da inflação sobre seus rendimentos; e a necessidade de diversificação, porque qualquer investimento embute riscos. Isso interfere nas decisões até mesmo quando há uma oportunidade para poupar. Na verdade, não têm noção sobre a própria longevidade. Subestimam o número de anos que têm pela frente, especialmente os homens. Não saber calcular com certo grau de acurácia a expectativa de vida faz muita diferença, porque afeta o comportamento em relação a se preparar para o futuro."

Na verdade, a aposentadoria é a maior compra que fazemos em nossas vidas. De acordo com um estudo do banco de investimentos Merrill Lynch, equivale a 2,5 vezes o valor de um imóvel médio. Um levantamento do TIAA Institute, organização de serviços financeiros, mostrou que apenas 13% dos norte-americanos dispõem de uma pé-de-meia confortável. Outros 24% não sabem se o que pouparam será suficiente até o fim de suas vidas. Quase 40% não acreditam que conseguirão se aposentar, e, entre os afrodescendentes, o percentual chega a 54%.[120] Segundo o National Council on Aging [Conselho Nacional do Envelhecimento, em tradução livre], os idosos representam o único grupo nos Estados Unidos que vem enfrentando um aumento de pobreza.[121]

Por aqui, metade dos brasileiros que não se aposentaram acredita que o benefício do INSS será sua principal fonte de renda no futuro. Esse foi o resultado de pesquisa realizada em 2024 pela Associação Brasileira dos Mercados Financeiro e de Capitais (Anbima), em parceria com o Datafolha. O número de pessoas com essa certeza é maior nas classes D e E (59%), seguidas pelas classes C (52%) e A e B (38%). O levantamento mostra que, de cada dez cidadãos, apenas dois poupam para a fase da pós-aposentadoria. Como era de esperar, o percentual é menor nas classes D e E (10%), mas fica em 32% nas classes A e B e em 16% na classe C.[122]

Aos 65 anos, Michelle se arrepende de ter desperdiçado as chances de acumular um bom patrimônio. Engenheira que construiu carreira na área têxtil, diz que, apesar de ter tido ótimos salários, gastou excessivamente em viagens e supérfluos: "Felizmente comprei um apartamento, o que hoje considero uma sorte, diante do padrão de consumo irreal ao qual estava habituada." Ela continua trabalhando, mas sem vínculo empregatício e com uma remuneração inferior à de anos atrás. "Também tive que enfrentar situações explícitas de preconceito contra a minha idade, e o futuro me preocupa bastante. Não me casei, nem tive filhos, e imagino com angústia como serão os próximos anos se precisar de ajuda", lamenta.

Já Beatriz tem um perfil de formiguinha: trabalhou com vendas, foi secretária executiva, coordenadora administrativa e, depois de ser demitida num processo de corte de gastos da empresa, tornou-se corretora de imóveis. No último ano, segundo ela, a atividade deixou de ser prazerosa, mas não pensou em ficar parada: submeteu-se a uma seleção e agora tenta a sorte como modelo com mais de 60 anos. "Fiquei bonitona nas fotos do site da agência, além de ser um estímulo para manter o peso", orgulha-se. Ela se separou do pai de seu filho quando o menino tinha 8 anos e afirma que aprendeu a controlar o orçamento: "Hoje ele é independente e consigo viver com minha aposentadoria, mas, para me conceder pequenas indulgências, como uma viagem, preciso de uma renda extra."

Nathalia e Giuseppe, ambos com 60 anos e casados há 37, decidiram buscar uma cidade menor que o Rio de Janeiro para manter o padrão de vida. "Fomos a Santos três vezes e achamos o lugar acolhedor, com atividades e grupos voltados para a nossa faixa etária. Também tem uma infraestrutura razoável de saúde", resume Nathalia, que é psicóloga. Sem filhos, a maior preocupação do casal é manter a independência e a autonomia e, como ela frisa, "um plano de saúde top". Giuseppe segue na ativa como administrador, mas critica o etarismo do mercado: "Não passo pelo algoritmo dos sites de recrutamento, sou logo eliminado. Então faço um percurso diferente: vou pelo LinkedIn, localizo as pessoas do RH e escrevo diretamente", ensina. Estão mapeando oportunidades e fazendo cursos de pós-graduação: ele, de transformação digital e inovação; ela, de psicanálise. "Continuarei trabalhando até quando der, mas quero tempo para mim, para fazer exercícios e ir a eventos culturais. Um expediente com horário flexível seria o ideal", avalia Giuseppe.

O impacto da falta de informação sobre como cuidar do dinheiro afeta duramente as mulheres, que sofrem com a desigualdade salarial: suas pensões de aposentadoria são 30% a 40% menores que as dos homens.[123] Interrupções na carreira, para cuidar dos filhos ou de alguém da família, também impedem ou dificultam a ascensão profissional. Globalmente, aos 65 anos, as mulheres vivem 2,5 anos a mais que os homens, têm maiores gastos com saúde e menor probabilidade de terem um cônjuge.[124]

Um teste de educação financeira — o S&P Global FinLit Survey, que é regularmente aplicado em 140 países — mostra que apenas 35% dos homens e 30%

das mulheres dominam noções básicas para lidar com seu dinheiro.[125] São cinco perguntas, que reproduzo aqui (as respostas estão no fim do capítulo):

1. Supondo que você tenha alguma reserva financeira, o que é mais seguro fazer?
   A) Aplicar em um investimento.
   B) Aplicar em diversos investimentos.
   C) Não sabe.

2. Imagine que, nos próximos dez anos, os preços dos artigos que você compra dobrem. Se sua renda também dobrar, você:
   A) Comprará menos do que hoje em dia.
   B) Comprará mais do que hoje.
   C) Comprará a mesma quantidade.
   D) Não sabe.

3. Se você fizer um empréstimo de100 reais, o que seria mais vantajoso, em termos de juros, na hora de pagar a dívida?
   A) Pagar R$ 105.
   B) Pagar R$ 100 mais 3%.
   C) Não sabe.

4. Se sua poupança estiver no banco por dois anos e a instituição remunerar essa quantia em 15% ao ano, o banco vai depositar mais dinheiro em sua conta no segundo ano do que no primeiro ou será o mesmo valor?
   A) Mais.
   B) O mesmo valor.
   C) Não sabe.

5. Esta é uma variante da pergunta 4: suponha que você tenha 100 reais investidos e que o banco remunere tal valor em 10% ao ano. Se não fizer nenhuma retirada, quanto terá depois de cinco anos?
   A) Mais que R$ 150.
   B) R$ 150.
   C) Menos que R$ 150.
   D) Não sabe.

O melhor era ter começado a poupar aos 25, mas as pessoas perdem seus empregos, enfrentam problemas de saúde, precisam cuidar de parentes. Boa parte não tem como bancar um desembolso de emergência, e todos deveriam ter a oportunidade de participar de um sistema de poupança para a aposentadoria e estar cobertos por um serviço de cuidados de longo prazo. Diante do desafio de fazer as despesas caberem no orçamento, cuidar da saúde física e mental conta pontos, porque ajuda a cortar custos com médicos e remédios.

Trabalhar por conta própria é uma opção a ser considerada. Segundo dados da pesquisa Monitor Global de Empreendedorismo 2023, realizada pelo Sebrae em parceria com a Agência Nacional de Estudos em Empreendedorismo e Gestão de Pequenas Empresas, entre os cerca de 16 milhões de negócios com mais de três anos e meio existentes no país, quase 18% são chefiados por pessoas com idades variando entre 55 e 64 anos, superando em mais de dez pontos percentuais a categoria de jovens (18 a 34 anos) e em quase quatro pontos os que estão na faixa entre 35 e 54 anos.

**Respostas do teste:** 1B; 2C; 3B; 4A; 5A.

# vinte e cinco COMO EVITAR GOLPES

A lista de golpes é enorme e está sempre se renovando: da falsa central do banco ao falso motoboy, da maquininha adulterada ao "novo" número de celular de alguém próximo que, na sequência, vai pedir algum dinheiro emprestado. Mesmo que achemos que somos suficientemente atentos e bem-informados, ninguém está imune a cair numa tramoia e perder dinheiro — e não vamos esquecer que o uso cada vez mais maciço de inteligência artificial só vai agravar o quadro.

Daí a importância do letramento digital, isto é, a habilidade de navegar na internet com segurança. Como ensina José Raphael Bokehi, professor titular do Instituto de Computação da Universidade Federal Fluminense, "o letramento digital significa adquirir capacidades que permitam incorporar práticas digitais ao dia a dia de forma eficaz, e também saber lidar com a segurança da informação. Difere da alfabetização digital, que é uma iniciação ao uso e à compreensão dos recursos da informática". Portanto, não basta postar fotos nas redes sociais. Sem o letramento, a pessoa enfrenta todo tipo de risco: invasão de privacidade, contato com códigos maliciosos ou vírus, vazamento de dados, perdas financeiras.

De acordo com o Federal Bureau of Investigation (FBI), em 2023, os norte-americanos perderam o equivalente a 12,5 bilhões de dólares em crimes cibernéticos. Nesse montante, 652 milhões foram surrupiados em golpes de romances ou pedidos de ajuda, todos picaretas.[126] Apesar de não serem os únicos, os idosos compõem o grupo mais duramente atingido. Além de terem menos familiaridade com a tecnologia, com frequência cada vez maior vivem sozinhos e é possível que alguns já estejam enfrentando um declínio cognitivo.

Anúncios com a promessa de trabalho bem remunerado sem sair de casa? Valores a receber do governo? Não caia nessa! O Instituto Brasileiro de Defesa do Consumidor (Idec) tem um guia que pode ser baixado gratuitamente.[127] Hoje em dia, os próprios sites dos bancos listam os golpes mais comuns, como o do Pix, no qual o criminoso envia um comprovante de depósito falso. Ao acreditar no golpista, a vítima faz um Pix devolvendo o suposto dinheiro erroneamente transferido para a conta indicada e, ao conferir o extrato, percebe que aquele dinheiro nunca entrou na sua conta.

Seguem dez dicas para não baixar a guarda e cair na lábia dos vigaristas:

1. Nunca forneça informações pessoais ou financeiras por telefone, e-mail ou mensagens a estranhos que se dizem funcionários de alguma loja ou banco.
2. Não aceite ajuda de desconhecidos quando estiver usando o caixa eletrônico.
3. Monitore suas contas bancárias e as despesas de cartão de crédito regularmente.
4. Use antivírus atualizado em seus dispositivos eletrônicos; muitos malwares e vírus têm a função de roubar dados do usuário.
5. Não clique em links recebidos por mensagens ou SMS. Por exemplo, uma notificação dizendo que seu celular está infectado e indicando um link para corrigir o problema; um aviso de que uma encomenda se encontra retida nos Correios; ou um boleto para pagamento urgente.
6. Prefira usar o site oficial de lojas e bancos para se certificar de que o endereço é seguro.
7. Nas compras pela internet, dê preferência aos cartões virtuais, porque os dados valem apenas para uma operação, perdendo a validade depois da compra.

8. Caso receba algum telefonema de uma central alegando que foi constatada uma compra indevida em seu cartão, desligue e retorne a ligação para o seu gerente ou para o telefone da central que consta no cartão.
9. Promoções atraentes e prêmios falsos também funcionam como chamarizes para os incautos. O objetivo pode ser roubar dados da pessoa ou instalar um aplicativo indesejado — ou ambos.
10. Caso perceba que caiu em um golpe, imediatamente ligue para a central do banco. Avise o gerente e faça um boletim de ocorrência.

Na Parte cinco do livro, sobre autonomia, propósito e legado, o capítulo “Que se cumpra a lei!” aborda os direitos do idoso, inclusive no que tange ao ressarcimento quando se é vítima de um golpe.

# vinte e seis UMA TRAJETÓRIA PROFISSIONAL DE 60 ANOS?

O que acontece quando a população de um país chega a um patamar no qual pelo menos um em cada cinco habitantes tem mais de 65 anos? Volto a apelar para as reflexões instigantes do futurista Bradley Schurman, citado na introdução do livro, porque elas descortinam o cenário do mundo do trabalho a médio prazo. Ele não vê nenhuma chance de uma reversão do quadro de declínio das taxas de fecundidade: "O clima de otimismo que imperou depois do fim da Segunda Guerra Mundial, e levou a uma explosão de natalidade e à geração dos *baby boomers*, deixou de existir." As consequências ainda não são sentidas em países de baixa e média renda, como o Brasil, mas já são objeto de análise e preocupação na Europa. "Há mais gente madura deixando o mercado do que jovens entrando. Precisamos da mão de obra sênior ou teremos um sério problema de falta de braços e pressão sobre os salários, com risco de estagnação econômica", diz. Na sua visão, os países não podem ficar de braços cruzados: "Se as pessoas saírem do mercado, a economia sofrerá com um nível menor de arrecadação e consumo. A consequência será a deterioração da assistência social e de saúde, assim como dos investimentos em infraestrutura." E quais são as alternativas? Esta é sua "receita":[128]

- estender o tempo de vida produtiva em mais dez, 15 ou vinte anos. Ao engajarmos os trabalhadores maduros, aumentamos a eficiência organizacional e também garantimos maior segurança financeira para os idosos;
- uso maciço da tecnologia para beneficiar todos: no sistema de saúde; dentro da força de trabalho, como ferramenta de requalificação; contra o isolamento;
- investimento no design inclusivo: a longo prazo, todos experimentaremos algum tipo de limitação e é preciso que residências, prédios comerciais, produtos e serviços atendam às necessidades dos indivíduos;
- o preconceito contra os mais velhos é ruim para os negócios e para a economia dos países. Idade não serve como indicador de habilidade ou interesses. Na verdade, idade é um dos componentes de diversidade, equidade e inclusão.

Difícil não concordar, mas há os que perguntam: logo na minha vez vai ser preciso abandonar a ideia de pendurar as chuteiras? Muitos analistas já consideram razoável que a vida profissional se estenda por 60 anos, porque não haverá sistema de previdência que aguente um contingente inativo tão grande.

Para Laura Carstensen, diretora fundadora do Stanford Longevity Center, estamos no limiar de uma nova era: "No modelo atual, estudamos durante as primeiras décadas da vida, trabalhamos durante as três ou quatro seguintes e, em tese, 'descansamos' nas restantes. Está na hora de imaginarmos uma fase, entre os 50 e 60, para voltar a estudar e ganhar novas habilidades que possam ser aproveitadas pelo mercado. Isso é fundamental para aqueles que têm uma atividade braçal que não pode ser prolongada indefinidamente. Não dar chances de requalificação para esses cidadãos é condená-los à insegurança financeira na velhice. Somos subutilizados depois dos 65", resume.

Gosto da forma como Carstensen se refere à subutilização desse capital humano. Essa é a bandeira da Encore Network, uma coalizão baseada nos Estados Unidos e presente em outros onze países, cujo objetivo é valorizar o profissional sênior. A entidade criou um guia para as empresas amigas da mão de obra madura no qual relaciona qualidades que caracterizam quem construiu um repertório ao longo de décadas:

- **Habilidades consolidadas:** graças à sua experiência, boa parte dos colaboradores mais velhos está pronta para assumir tarefas com um mínimo de treinamento. A maioria reúne atributos altamente valorizados, como pensamento crítico, capacidade de autogestão e de resolver problemas, resiliência, liderança e traquejo social.
- **Memória institucional e aptidão de mentoria:** a retenção de profissionais experientes preserva a cultura organizacional e uma valiosa rede de conexões e contatos para alimentar e expandir os negócios. Funcionários maduros podem ser aproveitados como mentores e se beneficiar da mentoria reversa, aprendendo com os jovens.
- **Mão de obra estável:** são empregados que tendem a se engajar e a se comprometer mais. Pesquisa indica que incrementar em 10% o contingente sênior reduz a rotatividade em 4%.
- **Produtividade:** 87% dos empregadores afirmam que os trabalhadores maduros apresentam um desempenho tão bom ou melhor que o dos jovens. A convivência intergeracional tem se mostrado benéfica para as empresas.
- **Conexão com o mercado:** é uma mão de obra que pode ajudar os negócios a responder às demandas dos longevos. Estimativas apontam que aproveitar esse contingente tem o potencial de aumentar a renda per capita dos países em 19% nas próximas três décadas. A contribuição econômica da população acima dos 50 vai triplicar até 2050.

A organização tem ainda uma relação de mitos e verdades sobre o trabalhador sênior, que tem tanto a oferecer e é vítima de etarismo.

**MITO:** Empregados mais velhos têm desempenho pior que os jovens.

**VERDADE:** Levantamentos realizados em diversos países revelam o oposto: os veteranos apresentam performance melhor porque têm mais experiência e cometem menos erros. Também contam com habilidades sociais mais desenvolvidas e maior controle emocional.

**MITO:** A mão de obra sênior não é capaz de aprender ou se manter atualizada.

**VERDADE:** Curiosidade e capacidade de aprendizado não sofrem mudança significativa ao longo da vida, o que se aplica à habilidade de lidar com a tecnologia, que vem sendo incorporada pelos mais velhos nos últimos anos.

**MITO:** Idosos são menos engajados e é maior a chance de abandonarem o emprego.
**VERDADE:** É o contrário: além de faltarem menos, a intenção de trocar de emprego é menor.

**MITO:** São funcionários mais caros.
**VERDADE:** Atributos como maior produtividade e um leque de conexões, somados a um conhecimento institucional mais amplo, são contribuições de enorme valor para qualquer empresa, que compensam o custo de alguns benefícios.

A conclusão é a de que o preconceito contra os trabalhadores mais velhos dá prejuízo. Nos Estados Unidos, a Equal Employment Opportunity Commission [Comissão de Igualdade de Oportunidades no Emprego, em tradução livre] existe para garantir o cumprimento das leis trabalhistas. Recebe, em média, 80 mil reclamações por ano, e 15% delas se referem a casos de discriminação por idade.[129]

De acordo com *The Economist Intelligence Unit*, braço da revista britânica dedicado a pesquisas, cerca de 850 bilhões de dólares foram perdidos em produtividade, somente em 2018, por causa do etarismo, e a previsão é a de que, se não forem tomadas medidas eficazes, a cifra chegue a 3,9 trilhões de dólares em 2050.[130]

Trata-se do contingente que mais cresce no mundo, e no Brasil não é diferente: em 15 anos, o número de trabalhadores acima dos 50 anos dobrou. Em 2006, eram 4,4 milhões, e em 2021, 9,3 milhões.[131] De acordo com o levantamento feito pelo Serviço Nacional de Aprendizagem Industrial (Senai), o estoque de emprego geral cresceu 38,6%,[132] indicando que a expansão da presença dos veteranos no mercado foi quase três vezes maior em comparação ao emprego geral. Ter uma atividade mantém o cérebro afiado e cria novas conexões sociais — e uma coisa alimenta a outra —, impedindo que a aposentadoria se transforme numa armadilha que vai apagando sua chama.

Entretanto, é preciso que o ambiente corporativo seja inclusivo e flexível, permitindo que os mais velhos tenham jornadas que se adaptem às suas conveniências e eventuais limitações. Na Europa ocidental, a valorização da mão de obra sênior é uma política de Estado. Um cenário bem diferente do que ocorre no Brasil, onde o mercado fecha as portas para os trabalhadores acima dos 50 anos. No entanto, mesmo sem sofrer com um etarismo pesado como aqui, idosos europeus têm abandonado seus empregos por se sentirem ultrapassados. O nome disso? Síndrome do desgaste (em inglês, *worn-out*), dizem pesquisadores do Copenhagen Centre for Health Research in the Humanities [Centro de Copenhague para Pesquisa em Saúde em Humanidades, em tradução livre].[133]

Profissionais maduros, ainda que tenham consciência do seu valor, começam a se preocupar com a maneira como são vistos por seus pares, muitas vezes achando que talvez não tenham mais as habilidades necessárias para continuar executando suas funções. As mensagens que a sociedade como um todo envia são tão poderosas que acabam sendo introjetadas. Comentários do tipo "Afinal, quando você vai se aposentar?" sempre soam discriminatórios — e são! Funcionam como uma crítica velada no sentido de que as pessoas são menos produtivas, engajadas ou passaram da idade para ocupar sua posição. Os pesquisadores listaram as três situações recorrentes da "síndrome do desgaste":

1. O temor de não se sentir tão capaz quanto antes para atender às expectativas que envolvem a atividade. Nesse caso, há semelhanças com a Síndrome do Impostor, na qual há uma discrepância entre o reconhecimento externo e o julgamento interno, ou seja, apesar de conceituada, a pessoa se vê como uma fraude;
2. A preocupação de que colegas e chefes possam estar avaliando negativamente seu desempenho, mesmo quando o indivíduo acredita em sua competência. Os pesquisadores atribuem o quadro ao conceito de metaestereótipos de idade, resultando numa angústia fruto do que se acha que os outros estão pensando;
3. O receio de não perceber o momento de parar é como um fantasma ameaçador: o medo é de um declínio futuro e, principalmente, da falta de consciência da situação.

O estudo foi realizado entre 2019 e 2021, com empregados da indústria e da área financeira — os últimos eram os mais afetados. Nas entrevistas, ficou patente o sentimento de estarem sendo julgados como ultrapassados por seus pares, em reflexões como: Será que não está na hora de sair de cena? Vou conseguir acompanhar as mudanças e atender às expectativas? Meus companheiros e chefes me alertarão se tiver chegado a ocasião? Estou me expondo ao continuar?

Para encerrar, seguem providências básicas da Encore Network para combater o etarismo no recrutamento e na retenção de talentos:

- mapeamento para identificar setores e procedimentos que podem embutir preconceito contra os mais velhos. A idade deve constar do plano de diversidade e inclusão da empresa;
- expressões como "nativo digital" (que se refere aos nascidos depois de 1980), "formado recentemente", "em início de carreira" ou "cheio de energia" são discriminatórias e não deveriam constar do processo de recrutamento;
- apoio aos funcionários ao longo de todos os estágios de sua vida profissional, o que inclui treinamento, algo que é particularmente relevante no que se refere à tecnologia;
- conscientização de toda a equipe.

O primeiro passo é reconhecer que a discriminação existe e rever as práticas de contratação, para alimentar um ambiente inclusivo. Há perguntas que só são feitas para quem tem mais de 50 anos, como: "Você sabe navegar na internet?"; "Tem boa memória?"; "É saudável e tem vida social?". As empresas também deveriam investir em programas de treinamento e reciclagem para os veteranos — em vez de privilegiar os jovens, como normalmente acontece — e criar horários flexíveis para quem quer trabalhar mas prefere jornadas menos longas. Equipes multigeracionais são eficientes porque há um intercâmbio entre as diferentes habilidades de cada faixa etária, com ganhos para todos.

# vinte e sete QUEM É LOUCO DE IGNORAR ESSES CONSUMIDORES?

Jeff Weiss trabalhou durante três décadas na área de marketing, período durante o qual assistiu à expansão do fenômeno da longevidade e ao progressivo empoderamento dos 50 mais — e, claro, também envelheceu. Só uma coisa não mudou: a miopia do mercado e das campanhas publicitárias, que insistem em ignorar esse contingente. Foi o que o motivou a criar a Age of Majority [Idade da Maioridade, em tradução livre] e cunhar a expressão *active aging consumers* (consumidores maduros ativos).[134] Agora, ele se dedica a aproximar o varejo desse público com dinheiro no bolso, mas quase sempre deixado para trás em lançamentos e campanhas de marketing. Ele relacionou doze mitos que, na sua opinião, são calcados em estereótipos, não passam de manifestações de preconceito contra a velhice e emperram o crescimento das marcas:[135]

1. **Com o pé na cova:** a leitura de que envelhecer é deprimente e não há motivo para viver. A realidade é outra: as pessoas são mais felizes na faixa entre 60 e 80 anos e desejam explorar o que não conhecem, ou seja, o senso de aventura está de volta!

2. **O que é bluetooth?:** papo furadíssimo de que os maduros não se entendem com a tecnologia. Os acima dos 55 são engajados em adotar ferramentas digitais.
3. **Não se ensina truque novo a cachorro velho:** o ditado inglês do século XVI caducou, porque se aplicaria a indivíduos que se recusam a experimentar novidades. No entanto, boa parte desse grupo se interessa em degustar produtos e serviços.
4. **Pressão por desconto:** o mercado costuma se ressentir em dar descontos, mas não pode esquecer que os consumidores acima dos 50 respondem por 40% de todos os gastos. São valiosos e merecem paparicos.
5. **Caindo de maduro:** a atividade física vem crescendo entre os idosos, e mesmo os que têm algum tipo de restrição de mobilidade não querem abrir mão da rotina que lhes dá prazer.
6. **Você está ótimo/a para a sua idade:** abordagem com os dias contados, porque os idosos tendem a se sentir mais confortáveis com sua aparência do que os que estão na faixa entre os 18 e os 34 anos. O mercado tem que entender que lida com gente com mais autoconhecimento e autoconfiança.
7. **Fora do circuito:** a ideia de que os idosos não têm vida própria não encontra respaldo na realidade. A maioria vive com independência e busca marcas, produtos e serviços que atendam às suas necessidades.
8. **Quando eu era da sua idade:** ledo engano imaginar que estão desconectados e só querem saber do tempo que passou. Os planos deles: aproveitar o bônus da longevidade para realizar sonhos.
9. **Manter distância dos velhos:** outra premissa falsa é a tese de que mirar o consumidor sênior afastaria os jovens das marcas. Weiss afirma que campanhas bem construídas aproximam gerações.
10. **Já teve dias melhores:** não há relação entre idade e desempenho, apesar de o estereótipo ainda contaminar o ambiente corporativo.
11. **Testado e aprovado:** a falácia de que gente velha se guia apenas pelas mídias tradicionais na hora de decidir uma compra. São indivíduos que adotaram o mundo digital para consumir.

12. **Ah, se eu pudesse ser jovem de novo:** maduros ativos aceitam com prazer as pessoas que se tornaram e não gostariam de voltar a ser o que eram quando jovens.

Weiss também criou onze perfis de consumidores acima dos 50 que representam uma mina de ouro para as empresas que se dispuserem a cativá-los.[136] Foram elaborados a partir de eixos como filosofia de vida, condições de saúde e atitude em relação à velhice, com pontos de conexão entre eles:

1. **Focados na aptidão física:** querem aproveitar todos os benefícios da malhação e dos esportes, para terem saúde e se sentirem bem.
2. **Em processo de adaptação:** embora se deem conta de que será preciso fazer ajustes para garantir uma longevidade ativa, estão no caminho entre a conscientização e a ação.
3. **Desafiando o tempo:** grupo que investe na aptidão física e cujo mote é não diminuir o ritmo em nenhuma atividade.
4. **Os exploradores:** não deixam que o envelhecimento os impeça de viver novas experiências. São os *early adopters*, ou seja, logo incorporam produtos e serviços.
5. **Os perfeccionistas:** estão sempre tentando fazer o melhor, não importa em que área. Procuram ferramentas para manter sua excelência.
6. **Os pouco ambiciosos:** têm consciência da importância de se cuidar, mas seu foco está mais no presente do que no futuro. Não gostam de ser pressionados em questões envolvendo saúde.
7. **Batalhando pela saúde:** convivem com doenças crônicas que podem trazer algum tipo de incapacidade e gostariam de marcas que os ajudassem a zelar por seu bem-estar.
8. **Apreciadores da vida:** com uma visão positiva das coisas, querem viver os pequenos bons momentos que caibam no orçamento — um jantar com amigos, um bom vinho, um programa cultural.
9. **Os aprendizes:** querem continuar buscando soluções para suas vidas e a dos que os rodeiam. Perseguem produtividade, independência e autonomia.

10. **Os fazedores:** sua principal motivação é se manter ativos, envolvidos em projetos. Para quem está de fora, parece que nunca conseguem relaxar. Parte significativa dos empreendedores mais velhos se enquadra nessa categoria.
11. **Os guardiões:** seu perfil é o do cuidador, sua existência gira em torno da família e dos amigos. Serviços associados ao bem-estar dos outros atraem sua atenção.

Weiss diz que o poder de consumo das pessoas com menos de 35 anos é superestimado e antecipa que está em curso uma supervalorização da geração Z (os nascidos entre 1997 e 2010), perpetuando a distorção, e que o problema é agravado por equipes de marketing muito jovens e com pouco repertório, que têm dificuldade de enxergar o contingente sênior: "Some-se a isso o etarismo. As empresas falam em diversidade e inclusão, mas os idosos não estão contemplados em sua visão."[137]

Susan Golden é professora da escola de negócios da Stanford University e engrossa o coro. É autora de *Stage (not age): how to understand and serve people over 60*,[138] título que faz uma brincadeira com as palavras *stage* (palco ou encenar) e *age* (envelhecer): em tradução livre, algo como "Realize, não envelheça: como entender e servir as pessoas acima dos 60", e enxerga um mar de oportunidades. "Temos que enterrar a ideia negativa do tsunami prateado, que remete a uma ameaça para a sociedade. As empresas deveriam estar empenhadas em identificar produtos e serviços para atender às demandas desse público em expansão e com poder de compra. Desenvolver uma estratégia voltada para a longevidade será indispensável para as companhias", analisa.

A professora lembra que, entre os 60 e os 100 anos, há um conjunto multifacetado de diferentes velhices. Quem ignora isso sofre de severa miopia. "As companhias sabem que esse grupo tem dinheiro, por que a indiferença? As pessoas querem e precisam de produtos para viver suas existências estendidas com plenitude, mas ainda prevalece a visão do idoso como um ser frágil, doente. São indivíduos que estão vivendo momentos vibrantes, e não de declínio. Eu vejo uma renascença", sustenta.

Ela acrescenta que a maioria dos setores se beneficiaria se focasse nesse público. "Quando me perguntam o que as pessoas querem e consomem na segunda metade de suas vidas, a resposta é simples: basicamente o que consumiam antes. Mas há demandas que estão surgindo, e uma delas é na área de educação, para desenvolver novas habilidades. O aprendizado contínuo é que vai garantir que os idosos continuem ativos", explicou.

No livro, Golden cita marcas que incorporaram o contingente sênior em suas prioridades: "A Nike, por exemplo, reconheceu esse potencial e adotou o conceito *athletes forever* [atletas para sempre, em tradução livre]. A Best Buy vem treinando as equipes para servir o cliente levando em conta sua intimidade com a tecnologia, ou se há algum problema de mobilidade. Trata-se de um grupo fiel às marcas que souberem conquistá-lo. Vou além: chamem os mais velhos para participar do design de produtos destinados a eles."

As grandes consultorias concordam com os especialistas. Em 2023, o Boston Consulting Group divulgou a pesquisa *Dont´t overlook your mature consumers* [Não negligencie seus consumidores maduros, em tradução livre], sobre a força dos consumidores mais velhos. Realizada com 18 mil pessoas, em doze países (Brasil, China, França, Alemanha, Índia, Itália, Japão, Espanha, Suécia, Tailândia, Reino Unido e EUA), colocava o grupo entre 50 e 70 anos como responsável por 27% dos gastos em nove categorias: automotivo, viagem, investimentos, aparência, vendas on-line, bebidas alcoólicas, cuidados com a pele, suplementos e petiscos saudáveis.[139]

Nelson é um exemplo do consumidor antenado. Em 2012, já aposentado, passou três meses em Nova York estudando inglês. Em 2024, aos 74 anos, fez uma viagem de intercâmbio para a África do Sul voltada para público sênior. Graças à carreira numa empresa pública, tem uma aposentadoria que considera confortável e procura atividades que o mantenham afiado, física e mentalmente. Diagnosticado com osteopenia em 2007, passou a fazer esteira e musculação três vezes por semana e caminhadas aos domingos. Em 2016, depois de se submeter a uma cirurgia laparoscópica por robótica para a retirada da próstata, engajou-se em campanhas de conscientização sobre o câncer, e diz que não se cansa de aprender: "A internet é a nova ágora; por que não dedicar meia hora por dia ao conhecimento?"

A longevidade inventou o mercado *age tech*, ou seja, da tecnologia a serviço de um envelhecimento de qualidade, com o potencial, segundo especialistas, de alcançar o patamar de 2 trilhões de dólares. No *State of age tech 2024*, Keren Etkin, fundadora das plataformas *The Gerontechnologist* e *The*

*Age Tech Academy* [O Gerontecnólogo e A Academia da Era Tecnológica, em tradução livre], apresentou um balanço da área com números impressionantes: naquele ano, havia pelo menos trezentas startups que tinham recebido uma injeção de capital da ordem de 4 bilhões de dólares.[140] "Não se trata mais de um nicho. Embora não seja um setor tão grande quanto o da saúde ou segurança digitais, é um ecossistema saudável", declarou.

A chamada economia prateada, destinada ao público acima dos 50, é estimada em algo em torno de 20 a 25 trilhões de dólares. Nos Estados Unidos, adultos acima dos 50 anos têm o mesmo número de dispositivos eletrônicos que os da faixa entre 18 e 49. No caso do smartphone, por exemplo, ele é utilizado por 89% dos 50 mais e por 90% do grupo mais jovem. Os percentuais se igualam para *smart TVs* (75%) e tablets (59%).[141]

No entanto, a maioria avalia que os lançamentos tecnológicos não levam em conta a idade do usuário, o que dificulta sua utilização. No segmento entre 50 e 59 anos, 56% pensam assim; entre 60 e 69, 66%; e, acima dos 70, o percentual chega a 70%.[142] Etkin enfatiza que diversas áreas necessitarão de tecnologia para enfrentar desafios crescentes e lista as principais tendências globais:

**O envelhecimento da população asiática:** apesar de a situação não ser exclusiva do Oriente, o Japão é o laboratório desse novo cenário. A nação com o maior percentual de idosos tem investido no desenvolvimento de robôs, mas a iniciativa não é suficiente. Embora o país seja bastante fechado para imigrantes, um acordo com a Indonésia possibilitou visto de trabalho para 100 mil cuidadores a fim de diminuir a falta de mão de obra. A China, por sua vez, terá que descobrir como cuidar dos 400 milhões que passarão dos 60 por volta de 2040.

**Fraudes e golpes contra idosos**: somente nos Estados Unidos, o FBI contabilizou que, em 2023, as perdas chegaram a 3,4 bilhões de dólares. "Não entendo por que Apple e Google ainda não fizeram nada a respeito, porque são plataformas que poderiam ter um sistema de alerta eficiente", comentou Etkin.

**Idosos procurando trabalho**: a previsão é a de que o segmento da mão de obra acima dos 65 anos crescerá 34% até 2032, seguido pelos das faixas etárias entre 35 e 44 (10%) e entre 45 e 54 (8%). Haverá queda nos grupos entre 16 e 24 (-8%); 25 e 34 (-2%); e 55 e 64 (-4%). Nos países ricos, há um potencial de incremento substancial do PIB com a contratação de funcionários seniores.

Moral da história? O mercado está na contramão do mundo.

# Parte cinco

## AUTONOMIA, PROPÓSITO, LEGADO

# vinte e oito A NOVA VELHICE É UMA CONSTRUÇÃO COLETIVA

Em 2016, o economista Andrew Scott, professor da London Business School, tornou-se um best-seller com a obra *A vida de 100 anos: vivendo e trabalhando na era da longevidade*,[143] escrito em parceria com Lynda Gratton. Também se transformou numa das maiores referências sobre o tema, que revisitou em 2024, com o livro *The longevity imperative: Building a better society for healthier, longer lifes* [O imperativo da longevidade: construindo uma sociedade melhor para vidas mais longas e saudáveis, em tradução livre].[144] Nascido em 1965, Scott vive na pele a certeza de que o envelhecimento é uma causa de todos.

Seu foco passou a ser a necessidade de dar novo rumo às políticas públicas, porque, segundo ele, apenas um movimento dessa magnitude pode realmente criar um ambiente no qual a longevidade seja um bônus, não um ônus restrito a anos de vida dilatados e embalados num cenário de saúde precária e insegurança financeira: "A primeira onda foi envelhecer; a segunda é envelhecer bem, com saúde e um propósito. Mudamos a existência humana, esse panorama nunca existiu antes, e não podemos considerar que uma sociedade que está envelhecendo seja um problema. É preciso enxergar o caminho como o de uma sociedade longeva, não somente envelhecida. Em vez de pensar no fim da vida, a verdade é que temos muito mais tempo para viver", sustenta.

O professor diz que sua família ilustra as mudanças demográficas que o mundo vem atravessando. Seu irmão gêmeo morreu dias depois de nascer, quando o Reino Unido enfrentava altas taxas de mortalidade infantil. Ele lembra que o tetravô, que nasceu em 1825, faleceu aos 51 anos; o pai, aos 77. Por isso alerta para a urgência de as diretrizes governamentais serem repensadas: "Como todos sabem que chove muito em Londres, uso uma imagem simples: se as chances de chover são de 11%, posso sair sem o guarda-chuva; mas, se são de 70%, levo o guarda-chuva e uma capa. Políticas públicas voltadas para as mudanças climáticas e a longevidade são prioridade. No entanto, encaramos a velhice como uma fase medicalizada, de fragilidade, e subestimamos os velhos."

Esta seção do livro é justamente para que todos se sintam empoderados para traçar seu caminho pelos próximos anos (e décadas): assegurando a autonomia de tomar as decisões que dizem respeito à própria vida; alimentando um propósito e um projeto de legado. Viver mais, lembra Scott, também significa produzir por mais tempo, o que só reforça a importância de os governos garantirem acesso à educação contínua e a oportunidades para a mão de obra sênior: "As pessoas já se perguntam se têm saúde e as habilidades necessárias para continuar, mas devemos ir além e pensar na criação de empregos para esse grupo. Houve um crescimento extraordinário de trabalhadores acima dos 55 anos, agora temos que planejar a forma de estender tal possibilidade aos longevos." Esse é seu imperativo, e com o qual concordo integralmente.

Scott não está sozinho ao afirmar que o modelo que vigora até hoje — 25 anos de educação; 35 a 40 anos de trabalho; e as décadas seguintes de aposentadoria — se exauriu. A sociedade não terá como bancá-lo, e tampouco ele é atraente para pessoas que ainda têm bastante energia e desejam permanecer ativas, um contingente em expansão.

O mercado de trabalho é outro que deve se preparar para acolher essa mão de obra que vem sendo impedida de mostrar sua experiência e capacidade de contribuição. Para isso, o aprendizado tem que fazer parte da rotina, e voltar a estudar se tornará o padrão de todas as faixas etárias. Apenas aumentar a idade mínima de aposentadoria é injusto diante da desigualdade que cria velhices tão distantes, e cidadãos de primeira e segunda classe.

A velhice não tem que ser improdutiva e frágil, mas precisamos construir as condições para viabilizar essa mudança extraordinária de patamar. Gestores públicos devem ser pressionados para se engajarem na formulação de ações de inclusão dos mais velhos. Nossa militância é fundamental.

# vinte e nove QUE SE CUMPRA A LEI!

Manter a autonomia, ter um propósito, deixar um legado. São palavras inspiradoras para a velhice, mas nem sempre nos sentimos amparados ou estimulados para viver essas experiências de forma plena. Pior: às vezes, há um cerceamento real que nos impede de dar significado ao terceiro ato de nossas vidas. A ironia é que o Brasil tem uma legislação bastante robusta na defesa dos direitos dos idosos, como o *Estatuto do Idoso*, criado em 2003 e agora chamado de *Estatuto da Pessoa Idosa*.[145]

Para abordar o assunto, não poderia ter uma mentora melhor do que Maria Aglaé Tedesco Vilardo, desembargadora do Tribunal de Justiça do Rio de Janeiro e doutora em bioética, ética aplicada e saúde coletiva, que é incisiva: "A proteção à pessoa idosa é integral, e todos os seus direitos devem ser garantidos com absoluta prioridade. Seus direitos fundamentais são inerentes à pessoa humana, então estamos falando de direitos humanos, em um sentido amplo de preservação de sua saúde física e mental e seu aperfeiçoamento constante enquanto ser humano, afastando o etarismo, ou seja, a discriminação pela idade. Temos leis — não uma, mas várias — que dispõem sobre a questão da autonomia do idoso, garantindo que as decisões sejam do indivíduo, não de terceiros."

Para começar, quando um direito básico, como o atendimento preferencial e imediato, é desrespeitado, é possível ingressar com ação judicial em Vara Cível ou, quando o idoso está em situação de risco, em Vara Especializada do Idoso.[146] Outra opção é entrar em contato com o Conselho Municipal do Idoso, presente em grande número de cidades, para que a entidade tome providências. Os abusos são recorrentes em todas as esferas. O artigo 19 do Estatuto trata justamente da violência contra a pessoa mais velha, referindo-se a qualquer ação ou omissão que lhe cause dano ou sofrimento físico ou psicológico. O Ministério Público (MP) tem promotores especializados que atuam nessa área; sempre que houver suspeita de prática abusiva, o MP poderá ser acionado por intermédio da autoridade policial ou dos Conselhos dos Idosos.

À família cabem atribuições quando o idoso não tem condições de viver sozinho, e é crime negligenciá-lo ou abandoná-lo.[147] No entanto, afirma a magistrada, é preciso reconhecer que às vezes esse cuidado é um desafio para os familiares: "Essa atitude é criminosa, pois caracteriza abandono de incapaz, mas deve-se compreender que uma grande quantidade de famílias não dá conta da situação por falta de recursos. Os mais jovens vão trabalhar e não têm com quem deixar o idoso, e não há locais públicos onde ele permaneça enquanto os familiares exercem suas atividades. Há carência de instituições para serem utilizadas durante o dia. O recurso é exigir junto ao Ministério Público que o Estado disponibilize espaços para atender a essa necessidade, já que a lei é omissa em muitos direitos dos idosos."

Os filhos são considerados responsáveis por seus pais, embora os netos possam assumir esse ônus na ausência dos filhos — assim como os irmãos. Caso não haja nenhum parente a quem recorrer, a saída é procurar os programas da assistência social, como o benefício de prestação continuada da Lei Orgânica da Assistência Social (BPC-Loas), que assegura um salário mínimo de benefício mensal a partir dos 65 anos, desde que seja comprovado que não há meios de prover a própria manutenção, por si próprio ou por sua família. Esse benefício pode subsistir mesmo com o idoso morando em uma Instituição de Longa Permanência (ILPI).[148]

Há uma zona cinzenta onde diversos tipos de maus-tratos convivem: ainda que o quadro não chegue a à violência física, agressões verbais e psicológicas podem fazer parte da rotina familiar e levar a pessoa a um estado de ansiedade e depressão — e é difícil para o idoso prestar queixa contra alguém próximo. Na área financeira, é comum que ele receba propostas que não lhe interessam, como a oferta de seguros e títulos de capitalização, sendo até constrangido a aceitar os produtos. Há fraudes perpetradas sem o seu consentimento, como empréstimos sem sua concordância, falsificações de assinaturas ou o uso criminoso da senha bancária. Os tribunais têm entendido que cabe ao banco provar que o idoso firmou o contrato ou aceitou determinado empréstimo ou seguro. Caso contrário, a indenização por dano moral deve ser paga pela instituição por permitir que tais transtornos aconteçam.

Os filhos ou parentes próximos deveriam ajudar a prevenir as fraudes bancárias, mas, com frequência, o abuso é praticado por um familiar.[149] A doutora Vilardo diz que, neste caso, o sujeito responde a processo e é afastado da gestão financeira de quem foi lesado. Dependendo do cenário, pode haver o encaminhamento do idoso para uma ILPI. "Entretanto, a alternativa tem que ser bem analisada, pois a relação é passível de ser preservada com um terceiro administrando a parte financeira. Se for encaminhado a uma instituição desse tipo, ele terá sua renda mensal administrada pelo diretor da entidade", aconselha.

Se entrarmos na seara da saúde, as complicações se avolumam. Os planos privados encabeçam a lista das adversidades enfrentadas, a começar por cobranças abusivas e cancelamentos unilaterais de contrato. A magistrada explica que o Superior Tribunal de Justiça (STJ) tem optado por decidir que o problema não é a idade, e sim se o reajuste é abusivo ou não: "Isso transfere a discussão jurídica para o âmbito do conceito de abusividade. Num país no qual os juros cobrados por cartões de crédito, num patamar superior a 400%, não são considerados abusivos, não se pode acreditar que o conceito de abusividade atenderá à demanda do consumidor idoso. Deve haver maior envolvimento da sociedade civil para proteger esses direitos em momento tão especial quanto o do envelhecimento, quando mais são usados os recursos médicos oferecidos pelos planos. Aqui cabe salientar o papel do Judiciário, que deve se preparar melhor para as demandas que distribuem os parcos recursos, sejam privados ou públicos. O juiz precisa dialogar com outras áreas que cuidam da economia da saúde e da própria medicina. Há informações totalmente desconhecidas pelos juízes que modificariam o panorama das ações de saúde propostas em juízo." Ela acrescenta que o entendimento do STJ é o de que a rescisão deve estar ligada a fraude ou não pagamento da mensalidade por mais de sessenta dias, devendo haver notificação prévia para o cancelamento do plano. Nos coletivos, a continuidade da cobertura é garantida até a alta do paciente.

Quando medicamentos e intervenções são indispensáveis para o bem-estar e a melhoria da qualidade de vida do idoso e esse direito não for acolhido, há a alternativa de ingressar em juízo requerendo o atendimento imediato e prioritário. A magistrada lembra que cabe examinar se será um recurso efetivamente necessário para o paciente: "O medicamento ou tratamento poderá ter possibilidade curativa mas, principalmente, de conforto, especialmente em fase de terminalidade da sua existência. Os cuidados paliativos de fim de vida são especialidade a ser prestigiada e utilizada para os que enfrentam doenças incuráveis, evitando procedimentos que trazem efeitos adversos, quando se poderia oferecer redução do desconforto." E que fique claro que o idoso internado tem direito a acompanhante sempre.

Um assunto que a doutora Vilardo valoriza é o que se refere ao artigo 17 do Estatuto, que dá direito ao idoso de optar pelo tratamento que lhe for mais favorável, com autonomia para decidir se quer ou não se submeter a determinados procedimentos. "O Estatuto traz este direito de forma expressa quando o indivíduo tem domínio de suas faculdades mentais", enfatiza, "mas o artigo deve ser interpretado à luz da nova lei de inclusão da pessoa com deficiência, que amplia a consideração sobre a autonomia de quem tem uma deficiência intelectual ou mental. É possível tomar decisões de fim de vida mesmo com muita idade ou prever antecipadamente o que se deseja, assim como recusar um tratamento invasivo sem chance de cura e que cause sofrimento."

A Tomada de Decisão Apoiada é um novo instituto jurídico no qual a pessoa seleciona dois ou mais apoiadores de sua confiança para tomar suas próprias decisões a partir da escuta e do acolhimento por esses indivíduos. Pode ser uma opção quando há um diagnóstico de demência mas o paciente ainda não apresenta um quadro sério de comprometimento cognitivo e mantém sua autonomia. "A escolha se dá por via judicial e tem que ser feita pela própria pessoa, não pelo juiz ou parente. O que se propõe é um amparo ampliado às pessoas antes que se encontrem num estado de vulnerabilidade maior", detalha. A curatela é somente para questões negociais e patrimoniais, o que permite que, em outras esferas de sua vida, o idoso seja auxiliado por mais gente, sem ficar restrito a um curador legal, como antigamente.

O Código de Ética Médica (Resolução do Conselho Federal de Medicina nº 2.217, de 2018) segue no mesmo diapasão: "O artigo 24 do Capítulo IV diz que é vedado ao médico deixar de garantir ao paciente o exercício do direito de decidir livremente sobre sua pessoa ou seu bem-estar, bem como exercer sua autoridade para limitá-lo. A recusa terapêutica é um direito do paciente a ser respeitado pelos médicos", afirma a desembargadora. Trocando em miúdos, um indivíduo, em pleno gozo de suas faculdades mentais, tem o amparo legal de optar por não dar continuidade a um tratamento. Por fim, o artigo 5º da Constituição põe em patamar idêntico a inviolabilidade do direito à vida e da liberdade.

O que nos leva a uma pergunta espinhosa, mas que todos deveriam se fazer: você tomará as decisões sobre o seu corpo ou prefere transferir para outro a responsabilidade, ainda que represente um peso enorme para um ente querido? É uma questão incômoda porque nos remete à nossa finitude, mas ignorá-la não mudará o destino que cabe a cada um de nós. "Enquanto somos protagonistas das nossas vidas, a reflexão não parece importante, mas e na velhice, quando às vezes não é possível manifestar a própria vontade? Tem que haver mecanismos que obriguem as pessoas a cumprir as escolhas que fizemos anteriormente, ou estaremos diante de uma violência", afirma a doutora Vilardo.

A magistrada dá o exemplo de um pai, doente terminal, que sempre explicitou seu desejo de não ser ressuscitado ou de que a equipe médica não lançasse mão de qualquer ação para reanimá-lo. A mãe concorda, porque sabe que essa era a resolução do marido, mas o filho intervém e pede aos médicos para continuarem tentando de tudo para manter o pai vivo. "Quem os médicos vão ouvir: a mulher ou o filho do paciente? Provavelmente o filho, mas, pelo Código Civil, o cônjuge ou companheiro tem precedência em relação ao descendente. Tal pensamento reflete o etarismo, e precisamos mudar isso. Cabe a cada ser humano buscar o que entende melhor para si próprio", finaliza. Bom motivo para conhecer as diretivas antecipadas de vontade, tema do próximo capítulo.

# trinta DESCOMPLIQUE A SUA VIDA (E A DOS OUTROS)

O tema deste capítulo pode soar lúgubre, mas não tem nada de agourento ou assustador, uma vez que todos vamos morrer um dia. Se o tempo que nos resta é de semanas, meses, anos ou décadas, tanto faz: ninguém deveria se espantar com a finitude.

A resistência a tratar de questões associadas à morte acaba tornando a vida dos entes queridos que nos rodeiam mais difícil. No meio da incerteza e da dor, com frequência eles têm que revirar papéis e tomar decisões num estado de grande vulnerabilidade. Uma amiga querida precisou fazer uma cirurgia delicada e, quando fui visitá-la, já totalmente recuperada, me disse que, na véspera da operação, pensou em contar para o filho onde estavam guardados documentos, registros de senhas e contatos com gerentes de banco. Acabou não fazendo, com medo de assustar o rapaz, que poderia achar que a mãe mentia sobre a gravidade da situação. Histórias semelhantes se repetem todos os dias, nem todas com um final feliz.

Deixar as coisas organizadas é uma demonstração de carinho pelos que nos rodeiam. Embora 90% afirmem que é importante conversar sobre os cuidados e providências no fim da vida, apenas 27% dizem tê-lo feito. Além disso, 60% não gostariam de sobrecarregar os mais próximos com decisões difíceis, mas 56% não comunicaram seus desejos.[150] Eu proponho um exercício que, a propósito, realizei. Pensar no fim da existência nos dá a dimensão do enorme prazer que é estar vivo.

Para começar, mantenha os documentos em pastas e identifique o conteúdo de cada uma. Senhas, informações sobre investimentos e telefones de pessoas que devem ser acionadas podem ficar anotados num caderno ou arquivados no computador, mas é indispensável que você explique a pelo menos um ou dois do seu círculo íntimo como acessá-los. Para quem ama os animais, a guarda de um bicho de estimação também é um assunto que merece atenção. São tristes os relatos de cães e gatos abandonados depois da morte do tutor porque não havia ninguém para assumir a tarefa.

Vamos ao testamento vital, o documento que relaciona o conjunto de desejos, previamente manifestados pela pessoa, sobre cuidados e tratamentos que quer, ou não, receber no momento em que estiver incapacitada de expressar sua vontade — por exemplo, em casos como demência avançada, ou estado vegetativo persistente. Quem vai nos guiar para entender melhor o assunto é a advogada Luciana Dadalto, doutora em Ciências da Saúde pela Faculdade de Medicina da Universidade Federal de Minas Gerais e fundadora do portal *Testamento Vital*: "Vivemos numa cultura de prolongamento artificial da vida. Quando se fala em testamento vital, há quem pense que se trata de um salvo-conduto para a eutanásia, quando não é nada disso, até porque a eutanásia é proibida pela legislação. Estamos falando que, mesmo no fim da vida, a vontade do paciente tem que ser respeitada", afirma.

O próprio Conselho Federal de Medicina publicou, em 2012, resolução que reconhece a existência da chamada diretiva antecipada de vontade, na qual o paciente nomeia um procurador para fazer valer suas vontades sobre cuidados médicos no fim da vida. O texto é claro ao dizer que "as diretivas antecipadas do paciente prevalecerão sobre qualquer outro parecer não médico, inclusive sobre os desejos dos familiares". A única ressalva é que não devem afrontar o Código de Ética Médica.

O ideal é que o documento seja redigido com a ajuda de um médico de confiança, cujo papel será o de orientar em relação aos termos técnicos, sem tentar influenciar a pessoa. Nada impede que seja revisado sempre que você achar necessário. A doutora Dadalto conta que sempre disponibiliza um longo questionário para seus clientes e pede que levem o tempo necessário para pensar nas alternativas: "Há quem me devolva preenchido em uma semana, outros levam seis meses. O processo de lidar com a própria finitude é profundo. Há quem elabore até a lista de quem poderá fazer visitas. É fundamental que pessoas próximas e facilmente localizáveis saibam da iniciativa e tenham cópia do documento." Em Portugal, que promulgou lei a respeito em 2012, é possível fazer a diretiva antecipada de vontade nos postos de saúde.[151] Quando alguém chega ao hospital, a equipe de plantão consulta o banco de dados com as indicações dadas pelo paciente.

Quem não tem disponibilidade financeira para fazer o testamento vital com o auxílio de um advogado e registrá-lo em cartório pode listar suas vontades por escrito e incluir no prontuário, deixando cópias com pessoas de confiança. O projeto *Conversas Iniciais* é a versão em português do *The Conversation Project*, uma espécie de kit de perguntas sobre os cuidados de fim de vida.[152] Algumas são de dar um nó na garganta: Por quanto tempo você quer receber tratamentos agressivos ou invasivos? Se tiver uma doença terminal, preferiria não saber sobre sua progressão ou gostaria que o médico comunicasse a estimativa do tempo que lhe resta? Em 2020, a Sociedade Brasileira de Geriatria e Gerontologia criou o aplicativo *Minhas Vontades*, que funciona de forma semelhante.

Além da diretiva antecipada de vontade, fazer um testamento patrimonial evita desentendimentos quando há bens, principalmente se a pessoa se casou de novo e há filhos da primeira união. No meu, incluí a orientação de que quero ser cremada. Minha jornada pessoal para descomplicar as questões que se relacionam com meu próprio fim de vida começou no processo de luto pela morte de meus pais. Ao acompanhar seu envelhecimento, e às vezes seu declínio físico e mental, acabamos nos esquecendo de que foram jovens e impetuosos. É como se bloqueássemos um período de suas vidas que pouco conhecemos — ou do qual não fizemos parte. Ignoramos paixões arrebatadoras, sonhos abandonados, ressentimentos que foram envenenando suas existências. No entanto, tudo vem à tona quando se vão.

Ao arrumar armários, caixas e gavetas, nos deparamos com um passado que pode nos emocionar, mas também perturbar ou chocar. Segredos que pareciam bem guardados correm o risco de chacoalhar o equilíbrio familiar. Quando minha mãe morreu, chorei muito ao ler um caderno que ela usava como diário no qual relatava o sentimento de solidão que a acompanhava. Ela havia superado um câncer, tinha três filhas, dois netos (não chegou a conhecer a terceira) e nenhum problema financeiro grave, mas sua lista de amarguras era bem mais extensa que a das alegrias. Guardei aquele arquivo por um bom tempo, remoendo a culpa de talvez não ter feito tudo o que podia, até fazer as pazes comigo mesma.

Quando meu pai morreu, fiquei feliz por ele ter guardado seus boletins escolares, que funcionaram como um bálsamo, uma forma de manter sua chama perto de mim. Se tivesse me deparado com cartas de amor para outra mulher, não sei qual seria a minha reação: acharia divertido ou me incomodaria? Provavelmente não há uma resposta certa para tais indagações, tampouco considero como alternativa qualquer tipo de autocensura, mas o que deixamos para trás acaba sendo uma espécie de legado que conforta quem fica. Recordações que sempre estiveram longe dos olhos dos filhos cairão em suas mãos quando morrermos. Quem sabe vale a pena inventariar o que anda esquecido no fundo das gavetas? Pelo lado prático, não estaremos mais aqui para termos que suportar questionamentos ou recriminações. Entretanto, queremos que essas lembranças que foram tão preciosas para nós sejam objeto da curiosidade alheia? Será que não representarão um sofrimento para quem fica?

# trinta e um DE ONDE TIRAR FORÇA DE VONTADE PARA MUDAR?

Chegamos até aqui e talvez você se pergunte: como vou dar conta de tantas coisas? Sabemos que atividade física e boa nutrição são fundamentais para um envelhecimento saudável, mas por que é tão difícil abandonar o sedentarismo ou adotar bons hábitos alimentares? De onde tirar força de vontade para mudar? O conselho dos especialistas: comece modestamente. Quanto mais simples for seu plano, maiores as chances de dar certo. Quem ensina é B. J. Fogg, professor da Stanford University, onde dirige um laboratório que leva seu nome. Autor do livro *Micro-hábitos: As pequenas mudanças que mudam tudo*,[153] que esteve na lista de best-sellers do *New York Times*, ele é uma referência no chamado *behavior design*, isto é, na construção de um processo que leve a modificações no comportamento.

Para início de conversa, Fogg avisa que as técnicas tradicionais estão erradas ou não funcionam. "Não se culpe, porque você não é o problema. O problema está em métodos de mudança de comportamento que dependem de altos níveis de motivação", afirma categoricamente. Sua técnica se baseia num tripé: motivação, habilidade e o *prompt*, que se traduz naquele senso de urgência que nos leva à ação.

Os três atributos se complementam para produzir a transformação desejada, por exemplo, combater o estresse. Para ligar a tomada da motivação, a primeira coisa é montar uma longa lista de tudo o que pode funcionar, ou seja, que lhe agrade o suficiente e que você saiba fazer: tirar uma soneca, tocar um instrumento, meditar, praticar ioga, levar o cão para passear, brincar com os netos. Ao relacionar todas as opções, mapeie as mais atraentes. Em vez de precisar de altas doses de motivação, a gente dá a partida com o básico: algo que curtimos e que temos habilidade ou aptidão para realizar. Chegando ao ponto de ter um projeto pronto para ser posto em prática rapidamente, alcançamos o *prompt*, ou seja, a iniciativa para fazer o primeiro movimento.

Fogg criou uma matriz com quinze tipos de comportamentos que levam a mudanças. De um lado, há três tipos de ações: a que se faz uma única vez, que ele chama de comportamento pontual (*dot behavior*); a que se repete por um período determinado (*span behavior*); e a permanente, que consiste em adotar uma nova conduta para sempre (*path behavior*). A escolha de cada uma vai depender da própria pessoa, de suas aptidões e capacidade.

Em relação aos três tipos de ações, Fogg associa cinco possibilidades de comportamentos: tentar uma novidade que você nunca testou antes; fazer algo familiar que está incorporado ao seu dia a dia; intensificar um hábito ou aumentar sua duração; diminuir um hábito em intensidade ou duração; e interrompê-lo por completo.

Vamos a um exemplo relacionado a atividade física e alimentação:

- Jogar fora todos os pacotes de salgadinhos pouco saudáveis que tem em casa é um comportamento pontual capaz de desencadear uma mudança;
- Deixar de comer sobremesa por duas semanas seguidas é uma ação por um período determinado com boas chances de trazer benefícios facilmente percebidos;
- Passar a caminhar quinze minutos, todos os dias, é adotar um novo comportamento. Nesse caso, fazer parte de um grupo tornará bem mais fácil não desistir, porque os outros participantes serão um suporte emocional;
- Há muitas variações: só comer sobremesa no fim de semana é diminuir a intensidade de um hábito; não comprar mais biscoitos ou bolachas é uma interrupção.

Ao todo, o processo consiste em seis etapas:

1. Deixe claro seu objetivo.
2. Explore as opções para atingi-lo.
3. Escolha o que tem mais chances de funcionar.
4. Comece com algo pequeno.
5. Celebre cada sucesso, mesmo que modesto.
6. Faça os ajustes necessários e vá expandindo sua ação.

Marily Oppezzo, também especialista em programas de apoio a mudanças de comportamento de Stanford, sugere o que chama de "três estados de espírito":[154]

1. **Autocompaixão:** "Seja generoso consigo, ou acabará vítima de suas expectativas. Temos que driblar hábitos arraigados, todo o contexto no qual estamos inseridos; até uma noite maldormida nos impede de tomar as melhores decisões."
2. **Criatividade:** "Melhor do que ser perseverante e tentar atingir o objetivo sempre do mesmo jeito, ainda que não esteja funcionando, é buscar outras formas que façam sentido ou sejam eficazes para você. Tem gente que se motiva tomando atitudes para forçar uma ruptura do padrão: por exemplo, comprando uma passagem de avião porque morre de medo de voar. Há quem se puna financeiramente quando não atinge suas metas."
3. **Curiosidade:** "Leia, se aprofunde no assunto. Seja seu próprio 'cientista' e pesquise o que funciona para você."

# trinta e dois UM ROTEIRO PARA AS PRÓXIMAS DÉCADAS

Quando se cruza a marca dos 60, uma boa providência é dar adeus, definitivamente, ao seu antigo eu, que cisma em manter você em algum (às vezes mais de um) lugar do passado. Pense no que é melhor: continuar olhando pelo retrovisor, com frequência alimentando ressentimentos e uma lista interminável de "e se eu tivesse feito diferente", ou fazer um pacto para apreciar os anos que tem pela frente?

Num ambiente de tanto preconceito contra os idosos, é compreensível que a maioria prefira envelhecer ignorando as mudanças — algumas sutis; outras nem tanto — que acompanham o novo ciclo. Não somos mais aqueles adultos na faixa dos 30 ou 40 anos, e acredite: reconhecer isso é um alívio! Em vez de se apegar ao que passou, simplesmente se liberte!

Maggie Kuhn, ativista pelos direitos dos mais velhos e fundadora do grupo Gray Panthers [Panteras Cinzentas, em tradução livre], costumava dizer que há seis mitos sobre o envelhecimento: o primeiro é o de que significa doença, um desastre; o segundo é o de que idosos são idiotas; o terceiro, o de que não fazem sexo; o quarto, o de que não têm utilidade; o quinto, o de que não exercem qualquer poder; o sexto, o de que todos nós nos parecemos.[155] E arrematava: "A melhor idade é a que você tem agora."

Ao longo desta conversa em formato de livro, ficou claro que saúde física e mental andam juntas e que, se não cuidarmos bem de nós, não só não aproveitaremos o bom tempo que nos resta como também não desfrutaremos do convívio com aqueles que amamos. Tampouco conseguiremos contribuir para o bem-estar de entes queridos, da sociedade, do planeta — sim, sou uma otimista incorrigível disfarçada de jornalista rabugenta. Temos um repertório invejável para militar por boas causas, e uma delas é o meio ambiente.

No fim de 2023, a revista *The Lancet* alertou que as mudanças climáticas são o maior risco para a saúde global no século XXI.[156] Entre os efeitos do aquecimento global, temperaturas cada vez mais altas representam um sério risco, porque podem levar a desidratação, doenças cardiovasculares e derrames causados pelo calor. A poluição tem papel relevante no desenvolvimento de inúmeras enfermidades, de quadros severos de asma a demências; a possibilidade do aumento do número de desastres naturais vai sobrecarregar as emergências; sem contar os aspectos relacionados à saúde mental num cenário desses. Até os negacionistas, que insistem em dizer que não está havendo uma mudança climática, serão confrontados com a realidade. Dependendo da área onde moram, seus imóveis se desvalorizarão, enquanto o valor do seguro residencial subirá significativamente.

Danielle Arigoni, especialista em planejamento urbano e autora do livro *Climate resilience for an aging nation* [Resiliência climática para uma nação que está envelhecendo, em tradução livre],[157] diz que os mais velhos deveriam se juntar aos jovens para cobrar ações efetivas dos governos a fim de deter o aquecimento global. Segundo ela, os dados mostram que, nos eventos climáticos extremos, cada vez mais comuns, a maior taxa de morte é de idosos. "A tragédia está se desenrolando na nossa frente: idade, renda e raça são os fatores que determinam os principais grupos de risco", afirma.

O movimento é incipiente, mas ganha força. Em 2024, numa decisão considerada histórica por ambientalistas, o Tribunal Europeu dos Direitos Humanos julgou que a falta de ações adequadas contra as mudanças climáticas pode, sim, constituir uma violação dos direitos humanos. A iniciativa de acionar o órgão partira de uma associação suíça chamada KlimaSeniorinnen (Mulheres Idosas pela Proteção do Clima). O grupo, que reúne cerca de 2 mil participantes, todas acima dos 60 anos, acusava os governantes de ferir um direito humano básico quando se omite em relação às mudanças climáticas. Embora o caso envolva a

Suíça, mais de trinta países são signatários da convenção europeia, e agora já existe uma jurisdição firmada sobre o assunto.[158] A jovem Greta Thunberg, o rosto mais conhecido do ativismo ambiental, está em boa companhia.

Nos Estados Unidos, o grupo Th!rd Act (Terceiro Ato) descreve sua militância da seguinte maneira: "estamos construindo uma comunidade de americanos experientes acima dos 60 determinados a mudar o mundo para melhor."[159] Além da causa ambiental, a entidade atua para fortalecer a democracia. Para seus membros, essa foi uma geração que assistiu a grandes transformações positivas em sua juventude, como a luta pelos direitos civis, e que agora teme que tais conquistas estejam em risco.

Vale reproduzir os princípios que norteiam sua militância:

"Seja gentil (o que não quer dizer 'bonzinho') para fazer mudanças sem agressividade ou amargura.

Seja inclusivo, a soma de nossas diferenças nos fortalece.

Dê força aos outros. Já passamos da fase do ego e da ambição.

Seja humilde para que consigamos superar conflitos.

Cuide-se. Sabemos que não temos tempo a perder.

Apoie os jovens!

Seja generoso, mas sem se prejudicar.

Seja responsável. Somos todos capazes, mas trabalhamos em equipe.

Seja criativo.

Estamos juntos!"[160]

Nossa quilometragem significa que acumulamos experiência e um capital intelectual. Portanto, você deve se ter em alta conta e não permitir que outros façam definhar essa crença. Não se trata apenas de ensinar aos mais jovens o que aprendemos, mas também de lutar por causas nas quais acreditamos. Prepare-se para singrar as próximas décadas com leveza. Não abdique dos planos, não pense que é velho demais para colocá-los em prática. Na verdade, o tempo que temos pela frente é tão mais extenso que o dos nossos pais que somos os inventores de uma nova era.

# *Agradecimentos*

Escrever um livro é sempre uma experiência igualmente fascinante e extenuante. São meses de trabalho e retrabalho, de anotações coletadas, checadas e muitas vezes descartadas. Quando a jornada chega ao fim — e, na verdade, ela só termina porque há um prazo que não nos permite insistir na infindável busca por um texto sem falhas —, a sensação traz um misto de sentimentos, que vai do alívio a uma pontinha de tristeza por ter que deixar esse "filho" seguir seu próprio caminho. No entanto, sobre uma questão não paira a menor sombra de dúvida: trata-se de uma construção coletiva, que não chegaria ao público sem a contribuição de um grande número de pessoas.

Por ordem cronológica, eu gostaria de agradecer a Raïssa Castro, que me convenceu a realizar esta minha terceira obra na área da longevidade. Ela se materializou graças a seu estímulo e à defesa que fez do projeto. Na sequência, meu obrigada a Rayana Faria, gerente editorial, e Lucas Telles, editor-executivo da BestSeller, assim como a Cassiano Elek Machado, diretor editorial da Record, pela recepção calorosa. Por fim, a revisão cuidadosa de Anna Clara Gonçalves livrou a obra de inúmeras falhas.

Durante os meses dedicados a entrevistar, pesquisar, escrever e revisar o texto, não teria alcançado meu objetivo sem a ajuda de dezenas de pessoas que foram extremamente generosas ao me conceder seu tempo e atenção.

Começo pelos que me deram depoimentos sobre suas vidas, com frequência abordando assuntos delicados que envolviam doenças, perdas e dificuldades financeiras. Não os identifiquei para preservá-los, mas todos contam com minha gratidão infinita.

Profissionais de ponta se transformaram em alicerces fundamentais para o livro ganhar consistência: não apenas me deram longas entrevistas como conferiram os capítulos depois de prontos, para corrigir deslizes da autora. Por ordem alfabética, obrigada a Ana Canosa, psicóloga clínica, terapeuta sexual e educadora em sexualidade; Andrea Deslandes, diretora do Laboratório de Neurociência do Exercício da Universidade Federal do Rio de Janeiro; Erika Pallottino, psicóloga especialista em luto e sócia-fundadora do Instituto Entrelaços; Maria Aglaé Tedesco Vilardo, desembargadora do Tribunal de Justiça do Rio de Janeiro e doutora em bioética, ética aplicada e saúde coletiva; e Renata Amorim, nutricionista e professora adjunta da Universidade Federal do Rio de Janeiro (campus Macaé).

Pude contar ainda com o apoio de outros especialistas com os quais conversei nos últimos anos e que concordaram com a utilização de trechos publicados em meu blog, no portal de notícias *g1*. São eles: os médicos Camila Pupe, Clarisse Casali, Edilson Zancanella, Filipe Gusman e Milene Bissoli; a psicóloga Simone Domingues; o economista Fabio Giambiagi; a advogada Luciana Dadalto; e Gustavo Giacomelli Nascimento, professor associado da Duke-NUS Medical School.

Durante o período em que o médico epidemiologista Alexandre Kalache e eu fomos parceiros na condução do programa *50 Mais CBN*, tive o privilégio de aprender com um mestre. Incansável em sua luta, no Brasil e no exterior, em prol da longevidade ativa e do envelhecimento digno, muito me honrou com o texto da quarta capa. Não tenho palavras para expressar a gratidão pelo acolhimento da geriatra Claudia Burlá. Ao longo dos anos, além de ser minha principal fonte na área da medicina paliativa — onde é uma referência nacional —, se tornou uma amiga querida que se dispôs a ler a primeira versão do livro. Suas observações, sempre acompanhadas de palavras de encorajamento, eram todas pertinentes e salvaram o original de diversas imperfeições. Por último, ter José Godoy como companheiro de vida e literatura é sempre a garantia de um porto seguro que me dá forças para encarar novos desafios e seguir em frente.

# *Referências*

1. SCHURMAN, Bradley. *The super age*: Decoding our demographic destiny. Nova York: Harper Business, 2022.
2. SINTONIA COM A SOCIEDADE; GERAÇÕES SEM IDADE. Diversa-idade: As diferentes versões do Brasil 50+. *Globo Gente*, 26 jan. 2022. Disponível em: https://gente.globo.com/infografico-pesquisa-diversa-idade-um-olhar-aprofundado-sobre-a-maturidade/. Acesso em: 5 fev. 2025.
3. ALVARENGA, Darlan; BRITO, Carlos. 1 em cada 4 brasileiros terá mais de 65 anos em 2060, aponta IBGE. *g1*, 25 jul. 2018. Disponível em: https://g1.globo.com/economia/noticia/2018/07/25/1-em-cada-4-brasileiros-tera-mais-de-65-anos-em-2060-aponta-ibge.ghtml. Acesso em: 12 jun. 2025.
4. DISCRIMINAÇÃO por idade é um desafio global, afirma relatório da ONU. *Nações Unidas Brasil*, 19 mar. 2021. Disponível em: https://brasil.un.org/pt-br/122677-discrimina%C3%A7%C3%A3o-por-idade-%C3%A9-um-desafio-global-afirma-relat%C3%B3rio-da-onu. Acesso em: 12 jun. 2025.
5. DEE, Jane E. Becca Levy and the fight against ageism. *Yale Public Health Magazine*, 2023. Disponível em: https://ysph.yale.edu/about-school-of-public-

health/communications-public-relations/publications/public-health-magazine/article/becca-levy-and-the-fight-against-ageism/. Acesso em: 12 jun. 2025; CROYLE, Barbara; VERDIN, Nancy. Aging good... ageism bad. *San Diego State University*, 7 out. 2023. Disponível em: https://ceal.sdsu.edu/blog/aging-good-ageism-bad. Acesso em: 16 jun. 2025.

6. WALDINGER, Robert. O que torna uma vida boa? Lições do estudo mais longo sobre a felicidade. *TED*, nov. 2015. Disponível em: https://www.ted.com/talks/robert_waldinger_what_makes_a_good_life_lessons_from_the_longest_study_on_happiness?language=pt. Acesso em: 12 jun. 2025.
7. WALDINGER, Robert; SCHULZ, Marc. *Uma boa vida*: Como viver com mais significado e realização. Rio de Janeiro: Sextante, 2023.
8. WAY, Niobe. *Deep secrets:* Boys friendship and the crisis of connection. Cambridge: Harvard University Press, 2011.
9. GIOVANI, Bárbara. Solidão é um problema global de saúde pública, segundo a OMS. *Giz Brasil*, 22 nov. 2023. Disponível em: https://gizmodo.uol.com.br/solidao-e-um-problema-global-de-saude-publica-segundo-a-oms/. Acesso em: 12 jun. 2025.
10. DUNN, Jancee. Who has the secret to well-being? The answer may surprise you. *New York Times*, 15 mar. 2024. Disponível em: https://www.nytimes.com/2024/03/15/well/live/tips-happiness-mental-health-well-being. Acesso em: 5 fev. 2025.
11. SMITH, Dana G. What does a lonely brain look like? *Seattle Times*, 10 maio 2024. Disponível em: https://www.seattletimes.com/nation-world/what-does-a-lonely-brain-look-like/. Acesso em: 5 fev. 2025.
12. SAMUELSON, Kristin. As we age, we grow more lonely. *Northwestern Now News*, 30 abr. 2024. Disponível em: https://news.northwestern.edu/stories/2024/04/loneliness-grows-as-we-age/. Acesso em: 5 fev. 2025.
13. MESQUITA, Rachel Mestre. OMS cria comissão para lidar com epidemia de solidão no mundo. *Agência Brasil*, 16 nov. 2023. Disponível em: https://agenciabrasil.ebc.com.br/internacional/noticia/2023-11/oms-lanca-comissao-sobre-conexao-social-para-lutar-contra-solidao. Acesso em: 12 jun. 2025.

14. YEUNG, Jessie. Seul investe US$ 327 milhões para combater epidemia de solidão. *CNN*, 24 out. 2010. Disponível em: https://www.cnnbrasil.com.br/internacional/seul-investe-us-327-milhoes-para-combater-epidemia-de-solidao/. Acesso em: 12 jun. 2025.
15. MURTHY, Vivek. *O poder curativo das relações humanas*: A importância dos relacionamentos em um mundo cada vez mais solitário. Rio de Janeiro: Sextante, 2022.
16. NOBEL, Jeremy. *Project UnLonely*: Healing our crisis of disconnection. Londres: Avery, 2023.
17. UNIVERSITY OF MICHIGAN. Health and Retirement Study. © 2024. Disponível em: https://hrs.isr.umich.edu/about. Acesso em: 12 jun. 2025.
18. SARMENTO, Nathalia. 'Divórcio cinza': Por que quem tem 50+ decide cada vez mais pela separação? *g1*, 6 mar. 2025. Disponível em: https://g1.globo.com/df/distrito-federal/noticia/2025/03/06/divorcio-cinza-por-que-quem-tem-50-decide-cada-vez-mais-pela-separacao.ghtml. Acesso em: 12 jun. 2025.
19. GOLDENBERG, Mirian. Libertação grisalha: A revolução das mulheres maduras. *Folha de S.Paulo*, 24 abr. 2024. Disponível em: https://www1.folha.uol.com.br/colunas/miriangoldenberg/2024/04/libertacao-grisalha-a-revolucao-das-mulheres-maduras.shtml. Acesso em: 5 fev. 2025.
20. BODYFELT, Martha. Leaving a marriage after 60: How to know when it's time to go. *Sixty+Me*, 17 dez. 2024. Disponível em: https://sixtyandme.com/leaving-a-marriage-after-60-how-to-know-when-its-time-to-let-go/. Acesso em: 5 fev. 2025.
21. HOWARD, Danielle. *Your financial revolution*: Time to recognize, revitalize and release your financial power. Charleston: Advanced Media Group, 2017.
22. GILLESPIE, Lane. Survey: 68% have made a financial sacrifice to help their adult children with money. *Bankrate*, 10 abr. 2023. Disponível em: https://www.bankrate.com/personal-finance/financial-independence-survey/. Acesso em: 12 jun. 2025.
23. BRASIL. *Lei n. 10.741, de 1º de outubro de 2003*. Dispõe sobre o Estatuto da Pessoa com Deficiência e dá outras providências

24. MORIN, Marie. What makes adult children pick the road of estrangement? *Sixty+Me*, 14 jan. 2023. Disponível em: https://sixtyandme.com/adult-children-estrangement/. Acesso em: 5 fev. 2025.
25. TAWWAB, Nedra Glover. *Sem drama*: Um guia para gerir relacionamentos familiares pouco saudáveis. Rio de Janeiro: Intrínseca, 2024.
26. NERY, Carmen. Com envelhecimento, cresce número de familiares que cuidam de idosos no país. *Agência IBGE*, 4 jun. 2020. Disponível em: https://agenciadenoticias.ibge.gov.br/agencia-noticias/2012-agencia-de-noticias/noticias/27878-com-envelhecimento-cresce-numero-de-familiares-que-cuidam-de-idosos-no-pais#:~:text=O%20n%C3%BAmero%20de%20familiares%20que,de%20moradores%20no%20ano%20passado. Acesso em: 12 jun. 2025.
27. GAVIN, Kara. Poll documents critical role of people over 50 as caregivers, helpers for older loved ones. *University of Michigan News*, 3 nov. 2022. Disponível em: https://news.umich.edu/poll-documents-critical-role-of-people-over-50-as-caregivers-helpers-for-older-loved-ones/. Acesso em: 12 jun. 2022.
28. 25 SELF-COMPASSION tools for taking care of the caregiver. *DailyCaring*, [s. d.]. Disponível em: https://dailycaring.com/15-self-compassion-tools-for-taking-care-of-the-caregiver/. Acesso em: 5 fev. 2025.
29. KATSIFERIS, Alexandros et al. Sex differences in health care expenditures and mortality after spousal bereavement: A register-based Danish cohort study. *PLOS One*, 22 mar. 2023. Disponível em: https://journals.plos.org/plosone/article?id=10.1371/journal.pone.0282892. Acesso em: 5 fev. 2025.
30. LIU, Qianwei et al. Suicide attempt and suicide death among spouses of patients with cancer. *JAMA Oncology*, 15 ago. 2024. Disponível em: https://jamanetwork.com/journals/jamaoncology/article-abstract/2822322. Acesso em: 12 jun. 2025.
31. EISMA, Maarten C. Prolonged grief disorder in ICD-11 and DSM-5-TR: Challenges and controversies. *Australian & New Zealand Journal of Psychiatry*, 6 fev. 2023. Disponível em: https://journals.sagepub.com/doi/10.1177/00048674231154206. Acesso em: 12 jun. 2025.

32. QUANTIFYING ageing, rejuvenation and longevity | Prof Vadim Gladyshev. [S. l.: s. n.], 2024. 1 vídeo (1h08min). Publicado pelo canal NUS Medicine. Disponível em: https://www.youtube.com/watch?v=rrhZknUPcrU. Acesso em: 5 fev. 2025.ATTIA, Peter.
33. ATTIA, Peter. *Outlive*: A arte e a ciência de viver mais e melhor. Rio de Janeiro: Intrínseca, 2023.
34. Ibid., p. 226.
35. MUNDASAD, Smitha. Mundo tem 1 bilhão de obesos, indica estudo. *BBC News*, 1º mar. 2024. Disponível em: https://www.bbc.com/portuguese/articles/c0v38dy8vygo. Acesso em: 12 jun. 2025.
36. ROCKWOOD, Kenneth. Conceptual models of frailty: Accumulation of deficits. *Canadian Journal of Cardiology*, v. 32, n. 9, p. 1.046-1.050, set. 2016. Disponível em: https://pubmed.ncbi.nlm.nih.gov/27402367/. Acesso em: 12 jun. 2025.
37. OMS LANÇA novas diretrizes sobre atividade física e comportamento sedentário. *Organização Pan-Americana de Saúde*, 26 nov. 2020. Disponível em: https://www.paho.org/pt/noticias/26-11-2020-oms-lanca-novas-diretrizes-sobre-atividade-fisica-e-comportamento-sedentario. Acesso em: 12 jun. 2025.
38. STEFANICK, Marcia et al. What moves you? Physical activity strategies in older women. *Journal of Health Psychology*, v. 27, n. 9, p. 2.027-2.040, ago. 2022. Disponível em: https://pubmed.ncbi.nlm.nih.gov/34006131/. Acesso em: 12 jun. 2025.
39. Palestra oferecida pela Universidade de Stanford.
40. DE SANTIS, Federico et al. Risk of stroke with different levels of leisure-time physical activity: a systematic review and meta-analysis of prospective cohort studies. *Journal of Neurology, Neurosurgery and Psychiatry*, v. 95, n. 6, 2024. Disponível em: https://jnnp.bmj.com/content/early/2024/01/18/jnnp-2023-332457. Acesso em: 5 fev. 2025.
41. UNIVERSITY OF WASHINGTON. *Global Burden of Disease*. Disponível em: https://www.healthdata.org/research-analysis/gbd. Acesso em: 12 jun. 2025.
42. STEPHEN, Kopecky et al. Reduction in serum LDL cholesterol using a nutrient compendium in hyperlipidemic adults unable or unwilling to use

statin therapy: A double-blind randomized crossover clinical trial. *Journal of Nutrition*, v. 152, n. 2, p. 458-465, fev. 2022. Disponível em: https://www.sciencedirect.com/science/article/pii/S0022316622005351?via%3Dihub. Acesso em: 12 jun. 2025.

43. VARIETY of healthy eating patterns linked with lower risk of premature death. *Harvard T. H. Chan*, 9 jan. 2023. Disponível em: https://hsph.harvard.edu/news/variety-of-healthy-eating-patterns-linked-with-lower-risk-of-premature-death/. Acesso em: 12 jun. 2025.
44. GREGER, Michael. *Comer para não envelhecer*: Conheça o poder dos alimentos capazes de retardar os efeitos do tempo na sua saúde. Rio de Janeiro: Intrínseca, 2024.
45. CALLAHAN, Alice. How bad are ultraprocessed foods, really? *New York Times*, 6 maio 2024. Disponível em: https://www.nytimes.com/2024/05/06/well/eat/ultraprocessed-foods-harmful-health.html?campaign_id=190&emc=edit_ufn_20240512&instance_id=123135&nl=from-the times&regi_id=77233348&segment_id=166430&te=1&user_id=3fcb84804da3da864db327fd9bd6b08d. Acesso em: 5 fev. 2025.
46. NEVES, Úrsula. Ultraprocessados causam 32 doenças; o que são e por que evitar. *Eu Atleta*, 18 jun. 2024. Disponível em: https://ge.globo.com/eu-atleta/nutricao/reportagem/2024/06/18/c-ultraprocessados-o-que-sao-e-por-que-evitar.ghtml. Acesso em: 12 jun. 2025.
47. MILSTEIN, Marc. *O cérebro à prova do tempo*: Novas estratégias para impulsionar a memória, fortalecer a imunidade e prevenir o declínio cognitivo. Rio de Janeiro: Alaúde, 2024.
48. PAUL, Marla. Close the blinds during sleep to protect your health. *Nortwestern Now News*, 14 mar. 2022. Disponível em: https://news.northwestern.edu/stories/2022/03/close-the-blinds-during-sleep-to-protect-your-health/#:~:text=%E2%80%9CThe%20results%20from%20this%20study,said%20senior%20study%20author%20Dr. Acesso em: 5 fev. 2025.
49. LEVITIN, Daniel J. *O bom da idade*: Um neurocientista examina o poder e o potencial de nossas vidas. Rio de Janeiro: Objetiva, 2024.
50. CLARK, Gretchen T. et al. Circadian control of heparan sulfate levels times phagocytosis of amyloid beta aggregates. *PLOS Genetics*, 10

fev. 2022. Disponível em: https://journals.plos.org/plosgenetics/article?id=10.1371/journal.pgen.1009994. Acesso em: 5 fev. 2025.

51. TAVARES, Mariza. "Estamos vivendo uma pandemia de insônia", alerta presidente da Associação Brasileira de Sono. *g1*, 17 out. 2023. Disponível em: https://g1.globo.com/bemestar/blog/longevidade-modo-de-usar/post/2023/10/17/estamos-vivendo-uma-pandemia-de-insonia-alerta-presidente-da-associacao-brasileira-de-sono.ghtml. Acesso em: 5 fev. 2025

52. AMERICAN Academy of Sleep Medicine launches 'Sleep is Good Medicine' campaign to help Americans get more out of sleep. *American Academy of Sleep Medicine*, 6 jun. 2022. Disponível em: https://aasm.org/american-academy-of-sleep-medicine-launches-sleep-is-good-medicine-campaign-to-help-americans-get-more-out-of-sleep/. Acesso em: 12 jun. 2025.

53. RIKARD, S. Michaela et al. Chronic Pain Among Adults — United States, 2019–2021. *Morbidity and Mortality Weekly Report*, 14 abr. 2023. Disponível em: https://www.cdc.gov/mmwr/volumes/72/wr/mm7215a1.htm?s_cid=mm7215a1_w. Acesso em: 5 fev. 2025.

54. MAZZIOTTA, Julie. Jennifer Aniston kicked her sleepwalking habit — now she's working on insomnia: 'I've done everything'. *People*, 15 abr. 2022. Disponível em: https://people.com/health/jennifer-aniston-kicked-her-sleepwalking-habit-now-shes-working-on-insomnia-ive-done-everything/. Acesso em: 12 jun. 2025.

55. SPAN, Paula. Por que idosos estão bebendo mais? *O Globo*, 3 abr. 2024. Disponível em: https://oglobo.globo.com/saude/noticia/2024/04/03/por-que-idosos-estao-bebendo-mais.ghtml. Acesso em: 12 jun. 2025.

56. LEVANTAMENTO aponta alto consumo de álcool entre idosos. *Agência Fapesp*, 14 out. 2021. Disponível em: https://agencia.fapesp.br/levantamento-aponta-alto-consumo-de-alcool-entre-idosos/37060. Acesso em: 12 jun. 2025.

57. FACTS About U.S. Deaths from Excessive Alcohol Use. Centers for Disease Control and Prevention. 6 de ago. 2024. Disponível em: https://www.cdc.gov/alcohol/facts-stats/index.html. Acesso em 27 de jun. de 2025.

58. DAVIET, Remi et al. Associations between alcohol consumption and gray and white matter volumes in UK Biobank. *Nature Communications*, v. 13, 4 mar. 2022. Disponível em: https://www.nature.com/articles/s41467-022-28735-5. Acesso em: 5 fev. 2025.

59. ORTOLÁ, Rosario et al. Alcohol consumption patterns and mortality among older adults with health-related or socioeconomic risk factors. *JAMA Network Open*, v. 7, n. 8, 12 ago. 2024. Disponível em: https://jamanetwork.com/journals/jamanetworkopen/fullarticle/2822215. Acesso em: 12 jun. 2025.

60. TRIBE SOBER. Disponível em: https://www.tribesober.com/. Acesso em: 5 fev. 2025.

61. ATTIA, Peter. *Outlive*: A arte e a ciência de viver mais e melhor. Rio de Janeiro: Intrínseca, 2023.

62. DEZ perguntas para tirar as dúvidas e o medo sobre a colonoscopia. *Campos 24horas*, 28 de mai. de 2022. Disponível em: https://campos24horas.com.br/noticia/478342. Acesso em 11 jul. 2025.

63. CÂNCER de próstata. *Instituto Nacional de Câncer*, 4 jun. 2022. Disponível em: https://www.gov.br/inca/pt-br/assuntos/cancer/tipos/prostata. Acesso em: 14 jun. 2025.

64. OLIVEIRA, Neilzo Nunes. Fatores associados à incapacidade funcional de idosos com catarata: revisão integrativa. *Revista Brasileira de Geriatria e Gerontologia*, v. 24, n. 5, p. 1-13, 2021. Disponível em: https://www.scielo.br/j/rbgg/a/bjKkJZdKsrGZysnKjxFh6Sz/?format=pdf&lang=pt. Acesso em: 14 jun. 2025.

65. STUDY: Cataract surgery linked with lessened dementia risk. *UW Medicine*, 30 nov. 2021. Disponível em: https://newsroom.uw.edu/news-releases/study-cataract-surgery-linked-lessened-dementia-risk. Acesso em: 14 jun. 2025.

66. FERNANDES, Samuel. Cirurgia eletiva com maior fila de espera no SUS dura pouco mais de dez minutos. *Folha de S.Paulo*, 29 jul. 2023. Disponível em: https://www1.folha.uol.com.br/equilibrioesaude/2023/07/cirurgia-eletiva-com-maior-fila-de-espera-no-sus-dura-pouco-mais-de-dez-minutos.shtml. Acesso em: 14 jun. 2025.

67. GLAUCOMA: Diagnóstico precoce e tratamento evitam perda da visão. *Ministério da Saúde*, 26 maio 2021. Disponível em: https://www.gov.br/

saude/pt-br/assuntos/noticias/2021/maio/glaucoma-diagnostico-precoce-e-tratamento-evitam-perda-da-visao. Acesso em: 14 jun. 2025.

68. TAVARES, Mariza. Resistência aos aparelhos de surdez aumenta risco de demência. *g1*. Bem-estar, 11 set. 2022. Disponível em: https://g1.globo.com/bemestar/blog/longevidade-modo-de-usar/post/2022/09/11/resistencia-aos-aparelhos-de-surdez-aumenta-risco-de-demencia.ghtml. Acesso em: 5 fev. 2025.
69. Ibid.
70. CÂNCER de pele não melanoma. Instituto Nacional de Câncer, 4 jun. 2022. Disponível em: https://www.gov.br/inca/pt-br/assuntos/cancer/tipos/pele-nao-melanoma. Acesso em: 14 jun. 2025.
71. CÂNCER de pele melanoma. Instituto Nacional de Câncer, 4 jun. 2022. Disponível em: https://www.gov.br/inca/pt-br/assuntos/cancer/tipos/pele-melanoma. Acesso em: 14 jun. 2025.
72. VOCÊ conhece a Regra do ABCDE? *Melanoma Brasil*, 26 jul. 2019. Disponível em: https://www.melanomabrasil.org/voce-conhece-a-regra-do-abcde/. Acesso em: 14 jun. 2025.
73. PEOPLE with severe gum disease may be twice as likely to have increased blood pressure. *American Heart Association*, 29 mar. 2021. Disponível em: https://newsroom.heart.org/news/people-with-severe-gum-disease-may-be-twice-as-likely-to-have-increased-blood-pressure?preview=48b7. Acesso em: 14 jun. 2025; LARGE study links gum disease with dementia. *National Institute on Aging*, 9 jul. 2020. Disponível em: https://www.nia.nih.gov/news/large-study-links-gum-disease-dementia. Acesso em: 14 jun. 2025; JORDÃO, Haydée WT. The association between self-reported poor oral health and gastrointestinal cancer risk in the UK Biobank: A large prospective cohort study. *United European Gastroenterology Journal*, v. 7, n. 9, 8 jun. 2019. Disponível em: https://journals.sagepub.com/doi/10.1177/2050640619858043. Acesso em: 14 jun. 2025.
74. CALENDÁRIO de Vacinação SBIM Idoso. Disponível em: https://sbim.org.br/images/calendarios/calend-sbim-idoso.pdf. Acesso em: 5 fev. 2025.
75. KAYE, Kenneth M. Herpes-zóster. *Manual MSD*, dez. 2023. Disponível em: https://www.msdmanuals.com/pt/profissional/doen%C3%A7as-infecciosas/herpes-v%C3%ADrus/herpes-z%C3%B3ster. Acesso em: 14 jun. 2025.

76. NEW Report Shows Cancer Survivors Grew to 18 Million in the US; More Than Two-Thirds Aged 65 Years or Older. *American Cancer Society*. 23 jun. 2022. Disponível em: https://pressroom.cancer.org/releases?item=1118. Acesso em: 27 de jun. de 2025.
77. INCA ESTIMA 704 mil casos de câncer por ano no Brasil até 2025. *Instituto Nacional de Câncer*, 23 nov. 2022. Disponível em: https://www.gov.br/inca/pt-br/assuntos/noticias/2022/inca-estima-704-mil-casos-de-cancer-por-ano-no-brasil-ate-2025. Acesso em: 14 jun. 2025.
78. SABIN, Alisa. How to regain mental health after a serious illness. *Sixty+Me*, 14 nov. 2021. Disponível em: https://sixtyandme.com/mental-health-after-serious-illness/. Acesso em: 5 fev. 2025.
79. FOX, Susannah. *Rebel health*: A field guide to patient-led revolution in medical care. Cambridge: MIT Press, 2024.
80. 13 MILHÕES de brasileiros têm uma doença rara. *Associação Brasileira de Alergia e Imunologia*, 25 fev. 2025. Disponível em: https://asbai.org.br/13-milhoes-de-brasileiros-tem-uma-doenca-rara/. Acesso em: 14 jun. 2025.
81. ALBUQUERQUE, Flávia. Dor crônica afeta pelo menos 37% dos brasileiros. *Agência Brasil*, 20 set. 2018. Disponível em: https://agenciabrasil.ebc.com.br/saude/noticia/2018-09/dor-cronica-afeta-pelo-menos-37-dos-brasileiros. Acesso em: 14 jun. 2025.
82. SUBI, Karina Rodrigues Romanini; SOUZA, Polianna Mara Rodrigues de. Tratando a dor oncológica: da leve à grave. *Sociedade Brasileira de Oncologia Clínica*, 4 nov. 2024. Disponível em: https://sboc.org.br/multiprofissional/item/3500-tratando-a-dor-oncologica-da-leve-a-grave. Acesso em: 14 jun. 2025.
83. RIBEIRO, Wandy. Epidemia de opioides chega a mais de 100 bilhões de pílulas consumidas nos Estados Unidos. *ICTQ*, [s. d.]. Disponível em: https://ictq.com.br/varejo-farmaceutico/1134-epidemia-de-opioides-chega-a-mais-de-100-bilhoes-de-pilulas-consumidas-nos-estados-unidos. Acesso em: 14 jun. 2025.
84. TAVARES, Mariza. A cruzada de uma médica contra os opioides. *g1*, 24 set. 2023. Disponível em: https://g1.globo.com/bemestar/blog/longevidade-modo-de-usar/post/2023/09/24/a-cruzada-de-uma-medica-contra-os-opioides.ghtml. Acesso em: 14 jun. 2025; PECINATO, Beatriz.

Fentanil, opioide 50 vezes mais potente que a heroína. *Jornal da USP*, 1º nov. 2023. Disponível em: https://jornal.usp.br/atualidades/fentanil-opioide-50-vezes-mais-potente-que-a-heroina-e-100-vezes-mais-forte-que-a-morfina/. Acesso em: 14 jun. 2025.

85. TAVARES, Mariza. "Não oferecer uma terapêutica que pode beneficiar o paciente é um ato desumano", diz médica sobre a Cannabis medicinal. *g1*, 20 ago. 2023. Disponível em: https://g1.globo.com/bemestar/blog/longevidade-modo-de-usar/post/2023/08/20/nao-oferecer-uma-terapeutica-que-pode-beneficiar-o-paciente-e-um-ato-desumano-diz-medica-sobre-a-cannabis-medicinal.ghtml. Acesso em: 14 jun. 2025; REIMAN, Amanda et al. Cannabis as a substitute for opioid-based pain medication: Patient self-report. *Cannabis and Cannabinoid Research*, v. 2, n. 1, jun. 2017. Disponível em: https://pmc.ncbi.nlm.nih.gov/articles/PMC5569620/. Acesso em: 14 jun. 2025.

86. ZORZETTO, Ricardo. Ao menos 1,76 milhão de pessoas têm alguma forma de demência no Brasil. *Pesquisa Fapesp*, ed. 329, jul. 2023. Disponível em: https://revistapesquisa.fapesp.br/ao-menos-176-milhao-de-pessoas-tem-alguma-forma-de-demencia-no-brasil/. Acesso em: 14 jun. 2025.

87. Ibid.

88. CAPOMACCIO, Sandra. Relatório da OMS aponta que número de pessoas com demência deve triplicar até 2050. *Jornal da USP*, 8 maio 2025. Disponível em: https://jornal.usp.br/atualidades/relatorio-da-oms-aponta-que-numero-de-pessoas-com-demencia-deve-triplicar-ate-2050/. Acesso em: 14 jun. 2025.

89. Fortea, J., Pegueroles, J., Alcolea, D. *et al. APOE4* homozygosity represents a distinct genetic form of Alzheimer's disease. *Nat Med 30*, 1284–1291, 2024. Disponível em: https://doi.org/10.1038/s41591-024-02931-w. Acesso em 27 de jun. de 2025.

90. GONG, Jessica *et al.* Sex differences in dementia risk and risk factors: Individual-participant data analysis using 21 cohorts across six continentes from the COSMIC consortium. *Alzheimer's & Dementia – The Journal of Alzheimer's Association*, 15 fev. 2023. Disponível em: https://alz-journals.onlinelibrary.wiley.com/doi/full/10.1002/alz.12962. Acesso em: 5 fev. 2025.

91. Ibid.

92. GONG, Jessica et al. Reproductive factors and the risk of incident dementia: A cohort study of UK Biobank participants. *PLOS Medicine*, 5 abr. 2022. Disponível em: https://journals.plos.org/plosmedicine/article?id=10.1371/journal.pmed.1003955. Acesso em: 14 jun. 2025.

93. Disponível em: https://www.youtube.com/watch?v=lM_nFEC_D_A. Acesso em: 14 jun. 2024.

94. RISK factos for dementia. *The Lancet*, 31 jul. 2024. Disponível em: https://www.thelancet.com/infographics-do/dementia-risk. Acesso em: 14 jun. 2025.

95. ZORZETTO, Ricardo. Ao menos 1,76 milhão de pessoas têm alguma forma de demência no Brasil. *Pesquisa Fapesp*, ed. 329, jul. 2023. Disponível em: https://revistapesquisa.fapesp.br/ao-menos-176-milhao-de-pessoas-tem-alguma-forma-de-demencia-no-brasil/. Acesso em: 14 jun. 2025.

96. WARD, Peter. *The price of immortality*: The race to live Forever. Nova York: Melville House, 2022.

97. Ibid.

98. Ibid.

99. CORDEIRO, José Luis. *A morte da morte*: A possibilidade científica da imortalidade. São Paulo: LVM, 2019.

100. TAVARES, Mariza. A cruzada contra as células senescentes. *g1*, 7 set. 2023. Disponível em: https://g1.globo.com/bemestar/blog/longevidade-modo-de-usar/post/2023/09/07/a-cruzada-contra-as-celulas-senescentes.ghtml. Acesso em: 14 jun. 2025.

101. PILOT Health District in Queenstown to focus on residents' holistic well-being. *NUS News*, 20 out. 2021. Disponível em: https://news.nus.edu.sg/pilot-health-district-in-queenstown-to-focus-on-residents-holistic-well-being/. Acesso em: 14 jun. 2025.

102. Ibid.

103. TAVARES, Mariza. Terapia celular e genética, um mercado estimado em R$ 300 bi. *g1*, 15 jan. 2023. Disponível em: https://g1.globo.com/bemestar/blog/longevidade-modo-de-usar/post/2023/01/15/terapia-celular-e-genetica-um-mercado-estimado-em-r-300-bi.ghtml. Acesso em: 14 jun. 2025.

104. HIPPENSTEELE, Alana. Cancer Vaccine Found Efficacious, Safe in Killing, Preventing Brain Cancer. *Pharmacy Times*, 4 jan. 2023. Disponível

em: https://www.pharmacytimes.com/view/cancer-vaccine-found-efficacious-safe-in-killing-preventing-brain-cancer. Acesso em: 14 jun. 2025.

105. THE LANCET Series on racism, xenophobia, discrimination, and health. *The Lancet*, 8 dez. 2022. Disponível em: https://www.thelancet.com/series-do/lancet-series-racism-xenophobia-discrimination-and-health-2022. Acesso em: 14 jun. 2025.

106. CANOSA, Ana. *Sexoterapia*: Desejos, conflitos, novos caminhos em histórias reais. Rio de Janeiro: Alta Books, 2019.

107. DIET and lifestyle changes to address erectile dysfunction. *Butts & Guts*, June 7, 2022. Disponível em: https://my.clevelandclinic.org/podcasts/butts-and-guts/diet-and-lifestyle-changes-to-address-erectile-dysfunction. Acesso em: 5 fev. 2025.

108. Sexual health is health: a conversation with urologist & sex med expert Dr. Rachel Rubin about menopause, HRT, & genitourinary health. *Are You Okay? — by Dr. Lucy McBride*. Disponível em: https://lucymcbride.substack.com/p/sexual-health-is-health-a-conversation. A

109. TAVARES, Mariza. Síndrome geniturinária, pesadelo da menopausa. *g1*, 3 nov. 2022.

110. GROSS, Rachel. Half the world has a clitoris. Why don´t doctors study it? *New York Times*, 17 out. 2022. Disponível em: https://www.nytimes.com/2022/10/17/health/clitoris-sex-doctors-surgery.html. Acesso em: 5 fev. 2025.

111. EUROPEAN CONGRESS OF CLINICAL MICROBIOLOGY AND INFECTIOUS DISEASES. You are neve too old for an STI — more older adults being diagnosed with STIs such as gonorrhoea and syphilis, 2024, Barcelona. Disponível em: https://www.positivelypositive.ca/hiv-aids-news-14/ECCMID_2024-You_are_never_too_old_for_an_STI-more_older_adults_being_diagnosed_with_STIs_such_as_gonorrhoea_and_syphilis.html. Acesso em: 5 fev. 2025.

112. Ibid.

113. AGEING and health. *World Health Organization*, 1º out. 2024. Disponível em: https://www.who.int/news-room/fact-sheets/detail/ageing-and-health. Acesso em: 14 jun. 2024.

114. HOFFMAN, Jan. Estimate of U.S. transgender population doubles to 1.4 million adults. *New York Times*, 30 jun. 2016. Disponível em: https://www.nytimes.com/2016/07/01/health/transgender-population.html. Acesso em: 26 jun. 2025.
115. TAVARES, Mariza. Formação de médicos tem que mudar para fazer frente aos desafios da medicina sexual. *g1*, 10 nov. 2022. Disponível em: https://g1.globo.com/bemestar/blog/longevidade-modo-de-usar/post/2022/11/10/formacao-de-medicos-tem-que-mudar-para-fazer-frente-aos-desafios-da-medicina-sexual.ghtml. Acesso em: 15 jun. 2025.
116. ALMEIDA, Daniella. Casamentos homoafetivos no Brasil aumentam 149% em nove anos. *Agência Brasil*, 26 dez. 2023. Disponível em: https://agenciabrasil.ebc.com.br/direitos-humanos/noticia/2023-12/casamentos-homoafetivos-no-brasil-aumentam-149-em-nove-anos. Acesso em: 15 jun. 2025.
117. TAVARES, Mariza. 'É preciso entender que educação financeira é cidadania'. *g1*, 10 out. 2023. Disponível em: https://g1.globo.com/bemestar/blog/longevidade-modo-de-usar/post/2023/10/10/e-preciso-entender-que-educacao-financeira-e-cidadania.ghtml. Acesso em: 15 jun. 2025.
118. Ibid.
119. EDUCAÇÃO PREVIDENCIÁRIA E SIMULADORES LONGEVPREV. Disponível em: https://longevprev.com/. Acesso em: 5 fev. 2025.
120. FINANCES in retirement: new challenges, new solutions. Merril Lynch, [s. d.]. Disponível em: https://agewave.com/what-we-do/landmark-research-and-consulting/research-studies/finances-in-retirement-new-challenges-new-solutions/. Acesso em: 5 fev. 2025.
121. LATEST Census Bureau data shows Americans 65+ only group to experience increase in poverty. *National Council on Aging*, 13 set. 2022.
122. BATISTA, Vitor Hugo; GERCINA, Cristiane. Mais brasileiros acreditam que INSS será maior fonte de renda na aposentadoria. *Folha de S.Paulo*, 25 jun. 2024. Disponível em: https://www1.folha.uol.com.br/mercado/2024/06/mais-brasileiros-acreditam-que-inss-sera-maior-fonte-de-renda-na-aposentadoria.shtml. Acesso em: 5 fev. 2025.
123. LANE, Stephanie. The scary facts behind the gender pension gap. *World Economic Forum*, 7 mar. 2018. Disponível em: https://www.weforum.

org/stories/2018/03/retired-women-less-money-pensions-than-men/. Acesso em: 15 jun. 2025.

124. DATTANI, Saloni; RODÉS-GUIRAO, Lucas. Why do women live longer than men? *Our World in Data*, 27 nov. 2023. Disponível em: https://ourworldindata.org/why-do-women-live-longer-than-men. Acesso em: 15 jun. 2025.

125. GLOBAL FINANCIAL LITERACY EXCELLENCE CENTER. Disponível em: https://gflec.org/initiatives/sp-global-finlit-survey/. Acesso em: 5 fev. 2025.

126. FEDERAL BUREAU OF INVESTIGATION. Internet crime report 2023. Disponível em: https://www.ic3.gov/AnnualReport/Reports/2023_IC3Report.pdf. Acesso em: 5 fev. 2025

127. Disponível em: https://idec.org.br/era-dos-golpes. Acesso em: 15 jun. 2025.

128. THE ENCORE NETWORK. Age is now a strategic imperative. 2023. Disponível em: https://encorenetwork.org/wp-content/uploads/edd/2023/05/Age-Friendly-Employers-Guide-final.pdf.

129. EEOC Publishes Annual Performance and General Counsel Reports for Fiscal Year 2024. U.S. *Equal Employment Opportunity Commission*, 17 jan. 2025. Disponível em: https://www.eeoc.gov/newsroom/eeoc-publishes-annual-performance-and-general-counsel-reports-fiscal-year-2024. Acesso em: 15 jun. 2025.

130. AGE DISCRIMINATION Costs U.S. Economy $850 Billion a Year, AARP Report Finds. *AARP*, 30 jan. 2020. Disponível em: https://press.aarp.org/2020-1-30-Age-Bias-Costs-800-Billion. Acesso em: 15 jun. 2025.

131. CONTRATAÇÃO de trabalhadores 50+ cresce quase três vezes mais que estoque geral de emprego. *Agência de Notícias da Indústria*, [s. d.]. Disponível em: https://noticias.portaldaindustria.com.br/noticias/educacao/contratacao-de-trabalhadores-50-cresce-quase-tres-vezes-mais-que-estoque-geral-de-emprego/. Acesso em: 15 jun. 2025.

132. NÚMERO de trabalhadores com mais de 50 anos dobra no país. *Agência Brasil*, 18 maio 2023. Disponível em: https://agenciabrasil.ebc.com.br/economia/noticia/2023-05/numero-de-trabalhadores-com-mais-de-50-anos-dobra-no-pais. Acesso em: 15 jun. 2025.

133. AABO, Marie Gorm et al. The worn-out syndrome: Uncertainties in late working life triggering retirement decisions. *PLOS One*, v. 18, n. 3, 29 mar. 2023. Disponível em: https://pubmed.ncbi.nlm.nih.gov/36989274/. Acesso em: 15 jun. 2025.
134. HOW TO Market to Older Adults in 2025 With Age of Majority's Jeff Weiss | The AgeTech Podcast S4E21. *The Gerontechnologist*, [s. d.]. Disponível em: https://thegerontechnologist.com/how-to-market-to-older-adults-in-2025-with-age-of-majoritys-jeff-weiss-the-agetech-podcast-s4e21/. Acesso em: 15 jun. 2025.
135. SULLIVAN, Danny. Ageism is rife in marketing. *Longevity.Technology*, 12 ago. 2022. Disponível em: https://longevity.technology/news/ageism-is-rife-in-marketing/. Acesso em: 15 jun. 2025.
136. Ibid.
137. Ibid.
138. GOLDEN, Susan. *Stage (not age)*: How to understand and serve people over 60. Massachusetts: Harvard Business Review Press, 2022.
139. DON'T overlook your mature consumers. *BCG*, 11 jul. 2023. Disponível em: https://www.bcg.com/publications/2023/marketing-to-mature-consumers. Acesso em: 5 fev. 2025.
140. AGETECH MARKET MAP 7TH EDITION. *The Gerontechnologist*, jun. 2024. Disponível em: https://thegerontechnologist.com/2024-state-of-agetech-webinar-june-2024/. Acesso em: 5 fev. 2025.
141. PAI, Sonas. The rise of the silver economy. *McDonough School of Business*, 29 maio 2018. Disponível em: https://msb.georgetown.edu/news-story/rise-of-silver-economy/. Acesso em: 15 jun. 2025.
142. KAKULLA, Brittne. Older adults embrace tech but are skeptical of AI. *AARP*, 19 dez. 2023. Disponível em: https://www.aarp.org/pri/topics/technology/internet-media-devices/2024-technology-trends-older-adults/. Acesso em: 15 jun. 2025.
143. GRATTON, Linda; SCOTT, Andrew. *A vida de 100 anos*: Vida e trabalho na era da longevidade. Coimbra: Actual, 2024.
144. SCOTT, Andrew J. *The longevity imperative*: Building a better society for healthier, longer lifes. Nova York: Basic Books, 2024.

145. BRASIL. *Lei n. 10.741, de 1º de outubro de 2003*. Dispõe sobre o Estatuto da Pessoa com Deficiência e dá outras providências.

146. Ibid.

147. Ibid.

148. Ibid.

149. TANIGUCHI, Nayane. Mais de 60% dos casos de violência contra a pessoa idosa ocorrem nos lares. *Fiocruz*, 14 jun. 2019. Disponível em: https://www.fiocruzbrasilia.fiocruz.br/mais-de-60-dos-casos-de-violencia-contra-a-pessoa-idosa-ocorrem-nos-lares/. Acesso em: 15 jun. 2025.

150. TAVARES, Mariza. A conversa para ter consigo mesmo antes que seja tarde demais. *g1*, 14 jun. 2018. Disponível em: https://g1.globo.com/bemestar/blog/longevidade-modo-de-usar/post/2018/06/14/a-conversa-para-ter-consigo-mesmo-antes-que-seja-tarde-demais.ghtml. Acesso em: 15 jun. 2025.

151. PORTUGAL. Regime das Diretivas Antecipadas de Vontade (DAV) - Testamento Vital. *Lei n.º 25/2012, de 16 de Julho*. Disponível em: https://www.pgdlisboa.pt/leis/lei_mostra_articulado.php?artigo_id=1765A0002&nid=1765&tabela=leis&pagina=1&ficha=1&so_miolo=?area=Identifica%E7%E3o%20civil%20e%20criminal&nversao=. Acesso em: 15 jun. 2025.

152. INSTITUTE FOR HEALTHCARE IMPROVEMENT. *The Conversation Project*. Seu kit de conversas iniciais. 2017. Disponível em: https://theconversationproject.org/wp-content/uploads/2017/06/ConversationProject-ConvoStarterKit-Portuguese.pdf. Acesso em: 5 fev. 2025.

153. FOGG, B. J. Micro-hábitos: Pequenos hábitos que mudam tudo. Rio de Janeiro: HarperCollins, 2020.

154. TAVARES, Mariza. Especialistas dão dicas para quem tem dificuldade em adotar hábitos saudáveis. *g1*, 18 fev. 2024. Disponível em: https://g1.globo.com/bemestar/blog/longevidade-modo-de-usar/post/2024/02/18/especialistas-dao-dicas-para-quem-tem-dificuldade-em-adotar-habitos-saudaveis.ghtml. Acesso em: 15 jun. 2025.

155. DYCHTWALD, Ken. Remembering Maggie Kuhn: Gray Panthers founder on the 5 myths of aging. *Huffpost*, 31 maio 2012. Disponível

em: https://www.huffpost.com/entry/the-myths-of-aging_b_1556481. Acesso em: 15 jun. 2025.

156. CLIMATE change goes critical. *The Lancet Respiratory Medicine*, v. 11, n. 3, mar. 2023. Disponível em: https://www.thelancet.com/journals/lanres/article/PIIS2213-2600(23)00056-5/fulltext. Acesso em: 15 jun. 2025.
157. ARIGONI, Danielle. *Climate resilience for aging nation*. Washington: Island Press, 2023.
158. RUDGARD, Olivia. Climate activism is no longer a young person's game. Bloomberg, 26 out. 2024. Disponível em: https://www.bloomberg.com/news/features/2024-10-26/baby-boomers-are-the-new-frontlines-of-climate-activism. Acesso em: 5 fev. 2025.
159. TH!RD ACT. Working principles. Disponível em: https://thirdact.org/about/working-principles/. Acesso em: 5 fev. 2025.
160. Ibid.

Este livro foi composto na tipografia Minion Pro,
em corpo 11/16, e impresso em
papel off-white no Sistema Cameron da
Divisão Gráfica da Distribuidora Record.